GUÍA BÁSICA

DEL

PROTOCOLO AUTOINMUNE PALEO

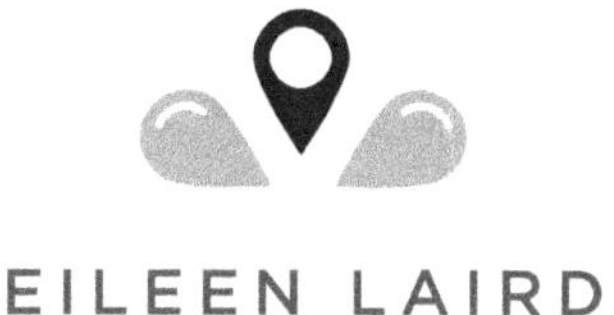

EILEEN LAIRD

TRADUCCIÓN AL ESPAÑOL DE JULIA C. GÓMEZ SÁEZ

Agradecimientos: La autora escribe una columna periódica titulada «Autoimmune Answers» para la revista Paleo Magazine. Versiones de los capítulos 14, 15 y 17 aparecieron por primera vez como parte de dicha serie de artículos. Se reproducen aquí con autorización. Para suscribirte a la columna, por favor, visita Paleomagonline.com (únicamente disponible en inglés).
Exención de responsabilidad: Los lectores comprenden que la autora no es una profesional de la medicina. La información incluida en el presente libro únicamente tiene fines inspiradores y educativos. Ni se presupone ni está pensada para sustituir en ningún caso al asesoramiento médico. Los lectores siempre deben consultar a su profesional sanitario de confianza para decidir acerca de la conveniencia de la información adaptada a su propia situación. La autora no se hace responsable de ninguna pérdida o daño supuestamente ocasionados por la información planteada en el presente libro.

Cubierta y diseño interior: Chelsey Luther
Ilustración de la pirámide nutricional del AIP: Eileen Laird
Ilustración del fénix: Beny Noveva
Asesoramiento en la traducción: Alice Dénoyers

PRÓLOGO

¡Por fin llega la traducción al español de *A Simple Guide to the Paleo Autoimmune Protocol* de Eileen Laird!

La comunidad hispanohablante lleva años esperando la publicación de un manual práctico, claro y sencillo sobre el protocolo autoinmune paleo, de la mano de una de las mejores expertas estadounidenses.

Eileen nos da las claves para tomar las riendas de nuestra salud, siempre con la supervisión y la ayuda de un equipo médico competente.

Hemos adaptado el texto original de la autora a las especificidades del público y el mercado español y latinoamericano para que puedas disfrutar del Protocolo Autoinmune Paleo sin obstáculos, independientemente de tu lugar de residencia.

Si, como Eileen y yo y centenares de miles de personas en todo el mundo, quieres reducir tus síntomas y volver a disfrutar de una vida plena y feliz, ¡no dudes en leer, compartir y regalar este libro que te encantará!

Alice Dénoyers
Episalud

*Este libro está dedicado a todos aquellos cuya
enfermedad autoinmune los derribó con tanta fuerza
que se preguntaron si serían capaces de volver a ponerse en pie.*

*Nunca subestimes tu capacidad para volver a alzar el vuelo.
Todos albergamos un fénix en nuestro interior.*

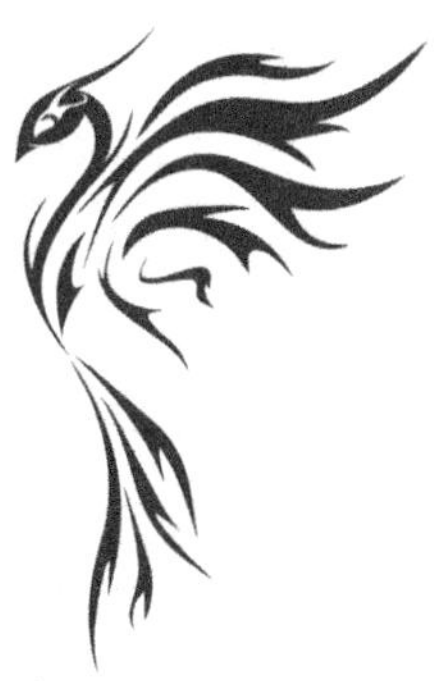

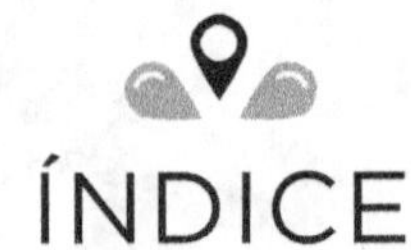

ÍNDICE

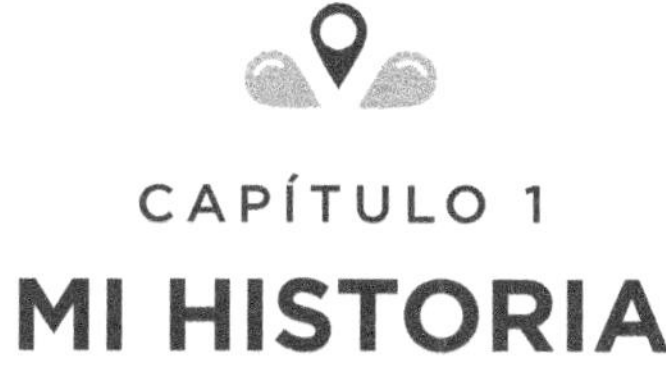

CAPÍTULO 1

MI HISTORIA

Yo era una mujer sana de 43 años, que trabajaba a jornada completa como terapeuta masajista. En mis ratos libres, hacía excursiones por la montaña los fines de semana. Una mañana, me levanté con una articulación inflamada en la parte inferior del pie y me dolió cuando me calcé. Pensé: «Vaya, qué raro» y, simplemente, di por hecho que aquella sensación se me pasaría. No podía ni imaginarme que el dolor se me propagaría por los metatarsos de ambos pies, luego por las manos y que se expandiría por todo mi cuerpo como una ruleta rusa de dolor. Al cabo de seis meses, no podía caminar sin cojear; era incapaz de abrir un bote, de sostener una sartén o de levantar los brazos por encima de la cabeza. Todas las mañanas me levantaba de la cama sintiéndome como si tuviera noventa años; cada noche, una articulación distinta se me inflamaba tanto que tenía que inmovilizarla para no quedarme sin aliento del dolor. Si me pasaba en la muñeca, me ponía una muñequera; si se trataba del hombro, tenía que llevar el brazo en cabestrillo; si era la rodilla, debía poner los pies en alto durante el resto de la noche; si se me inflamaba la mandíbula, no podía abrir la boca para hablar o comer. La artritis reumatoide se había apoderado de mi cuerpo y de mi vida. Durante mis 43 años anteriores, pensaba que sabía lo que era el dolor. No tenía ni idea.

Estaba aterrorizada. Había tratado a clientes con enfermedades autoinmunes. Sabía que no había cura posible. Era consciente de que la medicación de por vida ocasionaba graves efectos secundarios y que, con frecuencia, ni siquiera surtía efecto. Anhelaba desesperadamente encontrar otra solución, y Google me condujo hasta la dieta paleo. Recuerdo que le conté a mi madre que iba a intentar curarme cambiando de alimentación, y ella se echó a reír a carcajadas. Los anuncios de los medicamentos que mi madre había visto en televisión los presentaban como un milagro. La educaron para pensar que las pastillas son lo único que cura y que la alimentación no tiene nada que ver con nuestra salud, o con la falta de ella. Y mi madre no es la única; esa es la manera de pensar generalizada. Sin embargo, una vez que somos capaces de poner un pie fuera de la burbuja del marketing de los productos procesados, tiene todo el sentido del mundo que lo que constantemente introducimos en nuestro cuerpo un día tras otro tiene una enorme repercusión en cómo nos sentimos. El truco está en averiguar qué alimentos nos dañan y cuáles nos ayudan a curarnos. Es obvio que hay que eliminar los productos procesados, pero ¿qué pasa con lo demás? Yo misma hice varios experimentos, probando el vegetarianismo y el veganismo, pero mi inflamación seguía aumentando descontroladamente y no empezó a disminuir hasta que no adopté la dieta paleo rica en nutrientes.

La mía no es una historia de éxito repentino. Más bien, experimenté un año de lenta pero constante mejoría. Pasé de tener brotes diarios a tenerlos cada pocos días, cada semana y cada mes, hasta que, finalmente, acabaron por desaparecer. Poco a poco, dejé de sentirme agotada para notar cómo palpitaba en mi interior un pequeño impulso de energía, hasta que, finalmente, volví a experimentar que tenía suficiente energía como para poder quemarla. Recobré la capacidad de hacer ejercicio, primero, algunos estiramientos suaves; después, 15 minutos de bicicleta estática; más tarde, conseguí andar un kilómetro y medio; después, tres; y, finalmente, logré volver a hacer el senderismo que me encanta. Retomé mi trabajo a tiempo parcial, después a jornada completa e incluso hice horas extra durante una breve temporada porque me sentía muy emocionada por poder trabajar de nuevo. (Sin embargo, eso tampoco es sano, como explico más adelante en el libro). Así pues, ahora estoy de nuevo trabajando a jornada completa.

No estoy curada al 100 %; sigo padeciendo artritis reumatoide. No obstante, he sido capaz de reducir mis síntomas en un 95 %. Para mí, esto es lo que marca la diferencia entre una vida de discapacidad y una vida plena y hermosa. He reconquistado no sólo la salud, sino también la alegría. La inflamación que ahora sigo teniendo en el cuerpo no es más que un susurro de lo que antes era un auténtico alarido. Me siento agradecidísima de que la alimentación haga las veces de medicina. Y no soy la única.

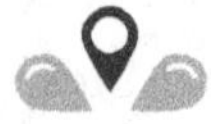

CAPÍTULO 2

¿QUÉ SIGNIFICA REVERTIR UNA ENFERMEDAD AUTOINMUNE?

Seamos sinceros, todos queremos curarnos. Desearíamos arrojar nuestra enfermedad autoinmune por la ventanilla, dejarla atrás y que no vuelva a afectar a nuestras vidas nunca más. Por desgracia, cuando se trata de enfermedades autoinmunes, una vez que el interruptor se ha puesto en marcha en nuestro organismo, formará parte de lo que somos. ¡Por favor, no cierres este libro! Esto no significa que no podamos tomar el control de nuestra salud y sentirnos exponencialmente mejor. La progresión habitual de las enfermedades autoinmunes es que padeceremos de por vida unos síntomas que irán empeorando y experimentaremos la pérdida de nuestras capacidades. Esta perspectiva resulta desoladora. Revertir una enfermedad autoinmune supone darle la vuelta al proceso. Mediante un cambio de alimentación y de estilo de vida, tus síntomas comenzarán a mejorar y recuperarás capacidades que creías perdidas para siempre. Resulta increíblemente estimulante y está claro que merece la pena.

¿Y esto cómo se hace? Ya has leído mi historia; es un ejemplo. Pero hay otros:

- **Robyn Latimer tiene lupus.** En sus peores momentos, pasó dos semanas hospitalizada con un brote potencialmente mortal. Fue entonces cuando le recetaron medicación con esteroides e inmunodepresores y tuvo que tomar 36 pastillas al día durante años y, sin embargo, seguía padeciendo los síntomas de su enfermedad autoinmune: fatiga, niebla mental, dolor articular y rigidez generalizada. Dos semanas después de pasarse a la dieta paleo, dejó de tener síntomas al 100 %. Ahora mismo, ha podido dejar toda su medicación, y su enfermedad ha estado en remisión desde hace más de tres años.

- **Mickey Trescott es celíaca y tiene tiroiditis de Hashimoto.** En sus peores momentos, experimentó ansiedad, insomnio, depresión, agotamiento, caída del cabello, dolor articular, mareos, niebla mental y desequilibrios del nivel de azúcar en sangre y de la presión arterial. Tuvo que dejar de trabajar y perdió toda esperanza de que algún día podría recuperarse. La medicación para la tiroides por sí sola no revirtió sus síntomas, ni tampoco lo hizo llevar una dieta sin gluten. La clave para ella fue el protocolo autoinmune paleo (AIP). Después de dos años de seguir el AIP, trabaja a jornada completa y tiene la energía necesaria como para vivir en una finca sostenible con su marido. No padece ningún síntoma y tiene bastante fuerza como para llevar a cabo las tareas más pesadas y, de nuevo, disfruta de un pronóstico vital lleno de dinamismo y felicidad.

- **Whitney Ross-Gray tiene esclerosis múltiple.** Hubo un tiempo en el que dijo: «Preferiría tener esclerosis múltiple a dejar de comer pan». Cuando comenzó a perder la capacidad de caminar, cambió de opinión y modificó su alimentación. En sus peores momentos, experimentó pérdida de visión, debilidad en las piernas, niebla mental, agotamiento, problemas de control de esfínteres y disfunción sexual. Ahora, ha reducido sus síntomas en un 95 % y ha conseguido evitar tener que tomar cualquier tipo de medicación.

- **Martine Partridge tiene la enfermedad de Crohn.** Con 17 años, tuvo un brote tan grave que su peso disminuyó drásticamente hasta los 34 kg, fue hospitalizada con complicaciones potencialmente mortales y los médicos le recomendaron una extracción completa del colon. Su familia se la llevó a casa contra consejo médico y le hicieron cambiar a una dieta curativa junto con la administración de numerosos medicamentos. Ahora, 20 años más tarde, sigue conservando su colon y su salud. No ha podido abandonar toda la medicación, pero sí ha conseguido reducirla significativamente, y la combinación de una alimentación, un estilo de vida y una medicación adecuados le permite disfrutar de una gran calidad de vida.

○ **Shannon Keating tiene psoriasis.** En primer lugar, le apareció en el vientre y, rápidamente, se le extendió por todo el cuerpo a los brazos, las piernas, el pecho, la espalda y la cara. En aquel momento, ya llevaba una dieta paleo, pero hasta que no pasó a adoptar el AIP no consiguió eliminar su psoriasis. Al cabo de dos semanas, comenzó a notar que mejoraba. Pasados dos meses, el 75 % de las pústulas desaparecieron. Un año más tarde, desaparecieron todas, y solamente le quedan unas pequeñas cicatrices en las piernas que le recuerdan que en algún momento tuvo psoriasis.

Podría escribir sin ningún problema todo un libro de historias de curación como estas. Miles de personas emplean el protocolo autoinmune paleo para transformar sus vidas. Algunas consiguen una remisión total, como Shannon y Robyn. Otras logran eliminar el 95 % de sus síntomas y evitan tener que tomar grandes cantidades de medicamentos, como Whitney. Otras disminuyen drásticamente su medicación y, al mismo tiempo, mejoran sus síntomas, como Martine y Mickey.

Existen más de 100 enfermedades autoinmunes, así que es posible que la tuya no sea ninguna de las mencionadas en los ejemplos anteriores. Y hay algo que quiero que sepas: las enfermedades autoinmunes tienen más similitudes que diferencias. El proceso es el mismo independientemente del diagnóstico: el sistema inmunitario ha perdido la capacidad de discernir entre lo propio y lo extraño y, en su afán por protegernos de algo nocivo, nos ataca por accidente. Nuestro diagnóstico depende de dónde se produzca dicho ataque. Si es en la tiroides, podría ser tiroiditis de Hashimoto o enfermedad de Graves. Si son las articulaciones, podría tratarse de artritis reumatoide o espondilitis anquilosante. Si afecta al sistema digestivo, podría ser enfermedad de Crohn o una colitis ulcerosa. Sin embargo, en todos estos casos, y en el resto de los más de 100 diagnósticos de enfermedades autoinmunes, el proceso es el mismo, y el AIP es un método para revertir ese proceso. Se trata de una alimentación anti-inflamatoria y rica en nutrientes que contribuye a apaciguar nuestro sobreestimulado sistema inmunitario y reconstruye nuestra salud a escala celular.

Ese es el poder de la epigenética. A muchos nos enseñaron en el colegio que somos el producto de nuestros genes, pero la ciencia ha avanzado mucho desde nuestra infancia. Los investigadores han descubierto que los genes representan únicamente un pequeño papel en nuestra salud. Mucha gente sana vive tan tranquila portando genes de enfermedades que no padecen. ¿Cómo es posible? Otros factores —como la alimentación y el estilo de vida— determinan qué genes se activan. Una avalancha de acontecimientos tiene lugar para poner en marcha una enfermedad autoinmune en el organismo. El protocolo autoinmune paleo está diseñado para contrarrestar dicha avalancha y desactivar poco a poco esos genes. ¿No es fantástico?

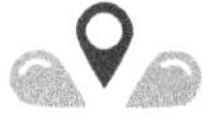

CAPÍTULO 3

QUÉ PUEDES ESPERAR DE ESTE LIBRO

Esta guía está pensada como si se hubiera puesto por escrito una conversación entre amigos, en la que comparto la información básica que necesitas conocer para empezar, contenida en un libro lo suficientemente pequeño como para llevarlo encima metido en el bolso o en la mochila. Soy consciente de que muchos que están ahora mismo empezando este recorrido tienen que solucionar su estado de niebla mental. Por este motivo, he redactado este libro de manera que sea fácil de leer y consultar. Es una puerta de acceso rápido para adoptar un estilo de vida AIP.

Aunque este libro está diseñado para ser una guía rápida, también es cierto que cubre todos los aspectos básicos. Obtendrás información sobre qué alimentos es preferible evitar y cuáles es recomendable que añadas a tu dieta. Incluye listas de la compra, trucos para la planificación de comidas y consejos para viajar o comer en restaurantes. Hablaremos acerca de cómo sobrellevar las tradiciones navideñas, cómo obtener el apoyo de familia y amigos y también del tipo de modificaciones en el estilo de vida que pueden marcar totalmente la diferencia. También te explicaré cómo es el proceso de reintroducción de alimentos, que empezará una vez que experimentes una clara mejoría en los síntomas de tu enfermedad autoinmune. Por último, comparto contigo consejos para la resolución de problemas si no obtienes la mejora que buscas.

Lo que no encontrarás en este libro son recetas, planes de comidas o explicaciones científicas detalladas. ¿Por qué? Hay dos razones: (1) El libro se convertiría en una enciclopedia de varios volúmenes si intentara incluirlo todo en él. Demasiada información puede resultar abrumadora. Con frecuencia, puede hacer que no seamos capaces de comprender lo esencial y nos impide determinar por dónde empezar. (2) Ya existe un magnífico libro de cocina AIP con planes de comidas y que está traducido al español: *La cocina autoinmune* de Mickey Trescott. Si deseas profundizar en los conceptos científicos subyacentes, Sarah Ballantyne ha escrito sobre ello en detalle en su libro *The Paleo Approach* (actualmente disponible sólo en inglés).

Los recursos sobre el AIP disponibles en español son limitados, cosa que estoy intentando cambiar con la publicación del libro que tienes entre tus manos. Esta situación también se aplicaba a los recursos en inglés hace cinco años. Cuando yo empecé el AIP, no existía ni un solo libro de referencia. A medida que este movimiento crece en todo el mundo, también se multiplican los recursos disponibles para promoverlo. Me emociona mucho poder ofrecerte este libro: una guía básica que acabe con la intimidación que provoca el protocolo y ponga a tu disposición toda la información que necesitas para empezar con el AIP.

Al final del libro, también incluiré recursos para brindarte ayuda en tu viaje de curación. Estamos cambiando lo que significa vivir con una enfermedad autoinmune. ¡Espero que te unas a nosotros!

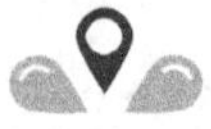

CAPÍTULO 4

¿QUÉ ES EL PROTOCOLO AUTOINMUNE PALEO (AIP)?

El AIP es un programa que conjuga una alimentación y un estilo de vida determinados con la vista puesta en reducir la inflamación, mejorar la salud digestiva, aportar una nutrición que fomente una buena salud y, en última instancia, que revierta la enfermedad autoinmune. El protocolo está compuesto por cuatro elementos que comentaré en detalle a lo largo del libro. Aquí te presento un resumen rápido:

1. **Alimentos que es preferible evitar.** Determinados alimentos pueden aumentar la inflamación, estimular el sistema inmunitario y/o irritar el tubo digestivo. Las principales categorías son los alimentos procesados, los aditivos, los aceites refinados, los azúcares refinados, los cereales, las legumbres, los lácteos, las solanáceas, los huevos, los frutos secos, las semillas y el alcohol.

2. **Alimentos recomendados.** No todos los alimentos se crean de la misma forma. Seguro que habrás oído hablar

de las calorías vacías. Pues el tipo de alimentos a los que damos preferencia en el AIP son justo lo contrario: aquellos cuyas calorías son ricas en nutrientes. Cuantos más nutrientes aportemos a nuestro organismo, de más elementos dispondrá éste para mejorar nuestra salud. Entre los alimentos curativos se encuentran el pescado y el marisco capturados en libertad, las carnes de animales alimentados con pasto, la casquería, las grasas saludables, los alimentos fermentados, el caldo de huesos y una gran variedad de verduras.

3. **Reintroducción de alimentos.** En lo referente a la alimentación, el AIP está compuesto por una fase de eliminación y una fase de reintroducción. Mucha gente comete el error de pensar que la fase de eliminación dura toda la vida. No es cierto. Cuando experimentes una clara mejoría en los síntomas de tu enfermedad autoinmune, podrás comenzar un cuidadoso proceso de reintroducción en el que pondrás a prueba cada alimento para ver cómo reacciona tu organismo. Esta es la manera de personalizar el AIP para adaptarlo a tu caso. Yo te orientaré a lo largo de este proceso en capítulos posteriores.

4. **Estilo de vida.** Quizá te sorprenda saber que un estilo de vida inadecuado puede provocarte brotes autoinmunes, exactamente igual que una alimentación inadecuada. Puede que tu dieta sea perfecta, pero si llevas una vida muy estresante y con pocas horas de sueño, es terreno

fértil para las enfermedades. El AIP es un método de curación integral que incluye el control del estrés, darle importancia al sueño, el ejercicio saludable, pasar tiempo al aire libre, reservar tiempo para disfrutar, obtener apoyo cuando lo necesitemos y, a veces, tomar decisiones difíciles para eliminar el estrés de nuestras vidas.

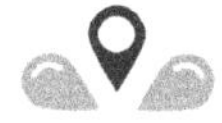

CAPÍTULO 5

ALIMENTOS QUE ES PREFERIBLE EVITAR Y POR QUÉ

El AIP comienza con la dieta paleo, eliminando alimentos que resultan problemáticos para los seres humanos en general. Se fundamenta en la sencilla premisa de que nuestros organismos no fueron diseñados para ingerir los alimentos modernos, por eso es por lo que actualmente existe una epidemia de enfermedades crónicas. Volver al estilo de alimentación de los cazadores-recolectores también nos devolverá la salud:

ALIMENTOS NO RECOMENDADOS EN LA DIETA PALEO
Alimentos procesados (cualquier producto artificial)
Azúcares refinados
Aceites vegetales refinados
Cereales (incluido el maíz)
Legumbres secas (incluidos la soja y los cacahuetes)
Productos lácteos (opcional)

Eliminar los alimentos procesados es una obviedad. Todos sabemos que, si no podemos pronunciar la lista de ingredientes de la etiqueta de un alimento, es que no es bueno para nuestra salud. Además, la mayoría de los alimentos de larga duración, es decir, los que pueden permanecer en los estantes del supermercado durante mucho tiempo sin estropearse, no son alimentos que la naturaleza diseñara así. Naturalmente, eso hace que a nuestro organismo le resulte difícil digerirlos. Incluso los alimentos envasados cuyos ingredientes parecen naturales no lo son en absoluto. Son alimentos creados de forma artificial. En otras palabras, hay que evitar incluso los alimentos procesados que se comercializan en las tiendas de comida orgánica.

Tampoco creo que te sorprenda saber que el azúcar es malo para nuestra salud y que la mayoría de la gente lo consume en exceso. Sin embargo, puede que te llame la atención comprender de qué cantidades estamos hablando: En 1822, un estadounidense medio consumía menos de dos cucharaditas de azúcar al día. En 2012, un estadounidense medio consumía 31 cucharaditas de azúcar diarias, y apuesto a que la mayoría ni siquiera es consciente de ello. La dieta estadounidense típica se basa principalmente en comida de restaurante y productos envasados, y la mayor parte de estos alimentos lleva azúcar añadido. Esta misma tendencia se está produciendo en los países occidentalizados en todo el mundo.

En lo que se refiere a las grasas, se recomienda, obviamente, evitar la margarina, pero también los aceites de canola o colza, de maíz, de semillas de algodón, de lino, de pepitas

de uva, de cacahuete, de cártamo, de soja y de girasol. Aunque muchos de ellos se comercialicen como aceites «saludables», no lo son en absoluto. Son productos que requieren un gran procesamiento en el que se emplean calor, presión y productos químicos para extraer el aceite. El resultado es un aceite inestable que se echa a perder con facilidad. Dado que los olores se eliminan durante el procesamiento, no se puede saber si el aceite está pasado. Además, su alto contenido en ácidos grasos omega 6 aumenta la inflamación. El aceite de canola o colza es el único que se comercializa como aceite con un alto contenido en ácidos grasos omega 3, que son antiinflamatorios. No obstante, la canola o colza es una planta tóxica que tiene que someterse a un intenso procesamiento para eliminar sus compuestos tóxicos. El resultado no es saludable.

¿Cuál es el problema con los cereales? Son la base de la pirámide nutricional del Departamento de Agricultura de los Estados Unidos, y los nutricionistas llevan varios años diciéndonos que debemos aumentar nuestro consumo, así que puede que te resulte sorprendente saber que son malos para nuestra salud. Las harinas y los cereales refinados han sido despojados de sus nutrientes y se convierten rápidamente en azúcar en el organismo. Nos han contado lo suficiente acerca de la intolerancia al gluten para saber por qué tenemos que evitarlo. Pero ¿qué pasa con los «cereales integrales»? Pues bien, los cereales integrales contienen antinutrientes e inhibidores enzimáticos que hacen que sea difícil digerirlos, y eso supone que nuestro organismo no puede absorber de manera eficaz sus nutrientes. Seguramente, ya habrás escuchado la frase: «Somos lo que comemos». En realidad, debería ser: «Somos lo que comemos, digerimos y absorbemos». Los cereales integrales también contienen compuestos que irritan el tubo digestivo y pueden provocar el síndrome del intestino permeable (una enfermedad que suele darse junto a la autoinmunidad y que, además, la agudiza). Para más información acerca del síndrome del intestino permeable, consulta *The Paleo Approach*.

Las legumbres secas pertenecen a la familia de las judías secas: los frijoles negros o alubias negras, los frijoles blancos, las alubias de riñón, la soja, los chícharos partidos, los garbanzos, las lentejas, etc. También incluyen a los cacahuetes. Las legumbres secas son similares a los cereales porque también contienen antinutrientes e inhibidores enzimáticos, lo que dificulta su digestión y aumenta la inflamación del organismo.

En la tabla «Alimentos no recomendados en la dieta paleo» al inicio de este capítulo, he marcado como «opcionales» los lácteos porque se trata de un asunto polémico en la comunidad paleo. Aquellos que siguen una dieta paleo estricta evitan todos los productos lácteos por muchas razones: incluso las materias primas lácteas contienen hormonas naturales que pueden afectar al equilibrio hormonal de los seres humanos. La leche comercial contiene incluso más. Los productos lácteos, además, contienen lactosa, un carbohidrato difícil de digerir para mucha gente en todo el mundo. Contiene caseína, una proteína muy similar en su estructura al gluten, que puede provocar problemas de salud muy similares. Por añadidura, estimula la respuesta histamínica que puede imitar o intensificar las alergias y los síntomas de asma. Estas son muchas de las razones por las que evitarlos, ¿verdad? Y, entonces, ¿por qué hay polémica? Pues bien, algunas personas descubren que son capaces de tolerar los productos lácteos de alta calidad sin ninguno de estos problemas. Por «alta calidad», me refiero a leche entera sin tratar proveniente de vacas alimentadas con pasto. En la comunidad paleo, las personas que consumen productos lácteos en pequeñas cantidades se autodenominan «primal» en contraposición a los «paleos estrictos». En el protocolo autoinmune, los productos lácteos se eliminan y, posteriormente, se reintroducen para poner a prueba la tolerancia de quien los consume.

ALIMENTOS ADICIONALES NO RECOMENDADOS EN EL AIP
Productos lácteos (obligatoriamente)
Huevos
Solanáceas (incluidos los condimentos que las contienen)
Frutos secos
Semillas (incluidos el café y el cacao)
Alcohol
Emulsificantes y espesantes
Estevia (y otros endulzantes no nutritivos)
Legumbres frescas (judías verdes y guisantes)
Condimentos a base de fruta y a base de semillas
Aceites a base de frutos secos y a base de semillas
La fruta se limita a unas pocas piezas al día
Los postres se consumen solamente en ocasiones especiales

No te asustes, ¡no es para siempre! Los alimentos de la tabla anterior están permitidos en la dieta paleo, pero se eliminan en el protocolo autoinmune porque posiblemente pueden causar problemas a muchas personas que padecen enfermedades autoinmunes. La diferencia reside en que no se eliminan de la dieta para siempre. Eliminarás estos alimentos durante, como mínimo, 30 días y, cuando experimentes una clara mejoría en tus síntomas autoinmunes, iniciarás un cuidadoso proceso de reintroducción, en el que descubrirás cuáles de esos alimentos puedes tolerar y puedes volver a incluirlos en tu alimentación. Yo te orientaré en ese proceso de reintroducción en capítulos posteriores. Pero primero, permíteme que te presente a las personas que están detrás del AIP y, más adelante, te explicaré por qué se eliminan temporalmente estos alimentos.

¿Quién es el creador del protocolo autoinmune? El AIP es la creación del Dr. Loren Cordain, un científico que descubrió que determinados alimentos básicos a veces pueden desencadenar inflamación en personas que padecen enfermedades autoinmunes (productos lácteos, huevos, solanáceas, frutos secos, semillas y alcohol). Desde entonces, otra científica, la Dra. Sarah Ballantyne, profundizó en la investigación subyacente al protocolo y amplió el AIP en su libro *The Paleo Approach*. En él, incorporó algunas eliminaciones adicionales: emulsificantes, estevia, legumbres frescas y otros condimentos y aceites. ¡Pero no lo hizo por maldad! La Dra. Ballantyne considera que estos alimentos pueden obstaculizar la curación autoinmune y, por eso, intentó darle forma a un protocolo lo más saludable posible.

Ya he mencionado los productos lácteos.

Hablemos ahora de los huevos. La finalidad natural de los huevos es desarrollarse hasta convertirse en pollos. La yema contiene toda la nutrición que el pollito necesita para crecer. La clara es la barrera protectora contra los depredadores y está llena de cosas que interfieren con nuestra digestión. También se ha demostrado que la clara del huevo puede atravesar la pared intestinal y desencadenar una respuesta autoinmune.

Puede que en algún momento hayas oído hablar de la llamada «solanácea mortal» en referencia a una planta llamada belladona, empleada como veneno en la antigüedad. Lo que es menos conocido es que hay una serie de verduras de consumo habitual que pertenecen a la misma familia de las solanáceas. No son mortales, pero contienen suficientes toxinas como para generar inflamación en algunas personas, especialmente aquellas que padecen enfermedades autoinmunes. De hecho, para muchos de nosotros, constituyen el alimento con mayor poder inflamatorio. He aquí una lista de solanáceas comunes que es recomendable evitar: tomates, tomatillos, patatas, berenjenas, pimientos (pimientos, chiles o ajís morrones, chiles banana, chiles o guindillas), variedades del pimentón (pimentón dulce, chile en polvo, pimienta de cayena y mezclas de especias preparadas, incluido el curry), pimientos cherry, melones pepino, tamarillos o tomates de árbol, bayas de goji, ashwagandha (una hierba ayurvérdica) y el tabaco. Presta atención al leer las etiquetas de los productos. Si ves «condimentos» o «aromas naturales» sin nombre, suelen ser solanáceas. Los siguientes son algunos alimentos con nombres similares que no son solanáceas: las batatas, boniatos o camotes y la pimienta (negra, blanca, verde o rosa). Advertencia: algunas listas de solanáceas en Internet son incorrectas e incluyen alimentos que no son solanáceas ni mucho menos. Si dudas acerca de si un alimento es una solanácea, no tienes más que mirarlo en la Wikipedia. La ficha indicará si pertenece a la familia de las solanáceas. Si pertenece a alguna otra familia vegetal, entonces no. Un comentario más: en su momento, yo misma pensé que era una locura prescindir de los condimentos que contenían solanáceas: es tan poca cantidad… ¿qué podía pasar? Te aseguro que sí que importa. Yo me quité las verduras, pero continué consumiendo las especias y no dejé de tener brotes hasta que abandoné los condimentos también. Esta es una situación muy habitual entre los miembros de la comunidad AIP.

Los frutos secos y las semillas se eliminan porque son difíciles de digerir. La mayor parte de la gente con enfermedades autoinmunes suele padecer el síndrome del intestino permeable, así que es prudente evitar alimentos que irriten el tubo digestivo. Hay dos semillas que a la mayoría nos gustan más que las demás: el café y el cacao. Para remediar los momentos en los que se te antoje comer chocolate, la algarroba es una alternativa de sabor parecido y que sí está permitida en el AIP. En cuanto al café, mucha gente se pasa al té verde o al mate, pues ambos tienen un poco de cafeína y se pueden tomar con moderación. O puedes encontrar en Internet alternativas de infusiones herbales con sabor a café, ¡pero revisa al detalle los ingredientes!

A los medios de comunicación convencionales les encanta pregonar las ventajas de un consumo moderado de alcohol, pero, en realidad, el **alcohol empeora el síndrome del intestino permeable**, alimenta las bacterias patógenas e interfiere con nuestra capacidad para conciliar el sueño sin despertarnos en mitad de la noche (y una mala calidad de sueño puede provocar brotes autoinmunes). Por todas estas razones, evitamos el alcohol en el AIP. La única excepción es en la cocina: dado que la mayor parte del alcohol se quema si se somete al calor, podemos emplear alcohol que no contenga cereales en nuestras recetas de cocina.

Emulsificantes y espesantes entre los que se incluyen la goma guar, los carragenanos, la goma xantana, la carboximetilcelulosa o carmelosa y la lecitina. Son aditivos habituales en productos como la leche de coco en lata que se vende en los supermercados. Por desgracia, también irritan el tubo digestivo y provocan síndrome del intestino permeable y, por eso, prescindimos de ellos en el AIP. Cuando verifiques las etiquetas, compra solamente marcas de leche de coco cuyos ingredientes sean coco y agua, y nada más. También puedes preparar fácilmente tu propia leche de coco mezclando medio litro de agua hirviendo con 64 gramos de coco rallado sin azúcar. Mézclalo todo a alta velocidad durante 2 minutos y, después, cuélalo.

Puede que te sorprenda ver la estevia en la lista de alimentos no recomendables, porque se ha pregonado como una alternativa saludable al azúcar. El problema es que ciertos compuestos de la estevia tienen estructuras similares a las hormonas y pueden afectar al equilibrio hormonal (lo que, a su vez, afecta a la expresión auto-inmune). Entre otros edulcorantes no nutritivos, se incluyen los artificiales como el aspartamo y la sacarina, pero también los alcoholes de azúcar como el xilitol y el sorbitol. Existe la percepción errónea de que, si no contienen calorías, no pueden hacernos daño, pero las investigaciones demuestran que pueden afectar (negativamente) tanto a nuestra digestión como a nuestro metabolismo. En *The Paleo Approach*, Sarah Ballantyne afirma: «No hay manera de hacer trampa con los postres». Es mejor optar por un endulzante natural como la miel o el sirope de arce (con moderación) en el AIP que utilizar edulcorantes no nutritivos.

Anteriormente en este mismo capítulo, he hablado acerca de los problemas que representaban las legumbres secas. **Las legumbres frescas** suelen consumirse con frecuencia en la dieta paleo convencional, puesto que no producen tantos problemas digestivos como las variedades secas. Dado que aquellos que padecemos una enfermedad autoinmune somos más sensibles y nuestra digestión suele verse afectada, la doctora Ballantyne recomienda eliminar también las legumbres frescas: judías verdes, guisantes verdes, tirabeques y chícharos en vaina. No obstante, estos son unos de los primeros alimentos que recomienda que se reintroduzcan en la alimentación y la mayor parte de la gente lo hace sin ningún problema.

Lo mismo sucede con **los condimentos a base de fruta y a base de semillas y los aceites a base de frutos secos y a base de semillas**. Prescindir de ellos es una recomendación para ir sobre seguro. En lugar de enumerar todos los condimentos que es recomendable evitar, en el capítulo 10 figuran todos los que sí se pueden consumir, junto con algunas recomendaciones adecuadas para el AIP sobre cómo puedes potenciar el sabor de tu comida. Te prometo que los alimentos que comas no tienen por qué resultar insípidos en el AIP.

Lo último que me queda por mencionar es el papel que representa el azúcar natural en el AIP. Ya he dicho en el párrafo dedicado a la estevia que, en el AIP, se permiten pequeñas cantidades de azúcares naturales. En lo referente a la fruta, de 1 a 3 piezas al día está bien; no te des un atracón. Si hablamos de postres como galletas, tartas o helados, ahora ya existen muchas recetas aptas para el AIP disponibles, pero están pensadas para que las tomemos en ocasiones especiales. Demasiado azúcar puede entorpecer tu curación, incluso si es de procedencia natural. Eso no significa que jamás puedas comerte una galleta, pero no debe formar parte de tu alimentación diaria.

Puede que, al llegar al final de este capítulo, **sientas que todo esto es abrumador** y pienses: «¡No hay manera de que yo pueda hacerlo! ¡Es demasiado!». Respira hondo y sigue leyendo. El siguiente capítulo está dedicado a los alimentos que sí puedes comer, que es la gran alegría del AIP. El capítulo posterior te proporcionará muchos consejos para incorporar con éxito este protocolo a tu vida. Es difícil —eso es verdad, no voy a mentirte—, pero hay maneras de hacerlo más sencillo y yo te voy a mostrar cómo.

RESUMEN DE ALIMENTOS NO RECOMENDADOS

PALEO

Alimentos procesados (cualquier producto artificial)

Azúcares refinados

Aceites vegetales refinados

Cereales (incluido el maíz)

Legumbres secas (incluidos la soja y los cacahuetes)

Productos lácteos (opcional)

AIP

Todo lo anterior y, además:

Productos lácteos (obligatoriamente)

Huevos

Solanáceas (incluidos los condimentos que las contienen)

Frutos secos

Semillas (incluidos el café y el cacao)

Alcohol

Emulsificantes y espesantes

Estevia (y otros endulzantes no nutritivos)

Legumbres frescas (judías verdes y guisantes)

Condimentos a base de fruta y a base de semillas

Aceites a base de frutos secos y a base de semillas

La fruta se limita a unas pocas piezas al día

Los postres se consumen solamente en ocasiones especiales

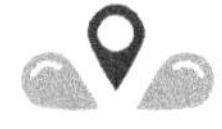

CAPÍTULO 6

ALIMENTOS RECOMENDABLES Y POR QUÉ

Ahora llegamos a lo bueno: ¡todos los maravillosos alimentos de los que podrás disfrutar en el AIP!

ALIMENTOS DE LOS QUE PUEDES DISFRUTAR
Todos los productos de carnicería, pollería y pescadería
Grasas saludables
Todas las verduras (excepto solanáceas y legumbres)
Todas las frutas (excepto las bayas de goji, que son solanáceas)
Endulzantes naturales (con moderación)
Coco (con moderación)
Hay que centrarse en los alimentos curativos y ricos en nutrientes

Cuando cambiamos de alimentación y prescindimos de todos los alimentos a los que estamos acostumbrados, podemos tener la sensación de que ya no nos queda nada de comer. No es cierto. Yo consumo comida deliciosa todos los días en el AIP y tú también podrás. Lo único que hay que hacer es mantener una mentalidad abierta con respecto a una nueva manera de comer. ¡Descubrirás nuevos platos favoritos, y, muy pronto, todo te parecerá normal y delicioso!

Para empezar, hablemos de las proteínas. La carne ha estado estigmatizada durante años, pero lo cierto es que contiene nutrientes que no se pueden encontrar en ningún otro lugar. Existe una razón por la cual muchos vegetarianos tienen deficiencia de nutrientes, en particular, de vitaminas B. De hecho, ¿sabías que la falta de vitamina B12 a veces puede imitar los síntomas de una enfermedad autoinmune?

Pero ¿y qué pasa con los riesgos asociados a comer carne? Según Sarah Ballantyne: «Todos los estudios que analizan la correlación entre el consumo de carne y el cáncer muestran que dicha correlación desaparece por completo en el momento en que se consumen verduras correctamente». Las verduras son una gran parte del AIP también. Siempre que comas ambas cosas, tu alimentación será sana.

¿Y qué hay de la calidad de la carne? Te conviene optar por lo mejor que te puedas permitir dentro de tu presupuesto. La opción ideal es consumir carne ecológica y de animales alimentados con pasto. La carne convencional es menos ideal. He aquí algunos consejos para obtener las mejores opciones a los mejores precios:

○ Busca cortes baratos de carne de alta calidad, como carne picada o molida, carne para estofar o para guisar, carnes ecológicas y casquería. Son mucho más baratas que los bistecs y solomillos y, además, tienen un mejor perfil nutricional.

○ Si únicamente puedes permitirte comprar carne convencional, opta por las carnes magras en lugar de las carnes grasas, porque las toxinas se acumulan en la grasa. (Esto no es un problema en las carnes orgánicas, puesto que sus grasas son saludables).

○ Averigua si puedes conocer a los ganaderos de tu entorno que alimentan a sus animales con pasto. A veces, se les pueden comprar sus productos directamente a precios más bajos que en el supermercado o la carnicería.

¿Cuál es el peligro de comer pescado? Dado que nuestros océanos cada vez están más contaminados, la gente está preocupada, y con razón, por la toxicidad del mercurio. Bueno, pues resulta que el marisco también contiene selenio, y el selenio protege contra la toxicidad del mercurio. Siempre que el pescado en cuestión contenga más selenio que mercurio, se puede consumir con seguridad. La gran mayoría del pescado y el marisco entran dentro de esta descripción. Las únicas excepciones son algunos pescados grandes como el pez espada y el tiburón. Es preferible que no consumas este tipo de pescado.

¿Y qué hay de la calidad del pescado? De nuevo, es recomendable optar por lo mejor que te puedas permitir dentro de tu presupuesto. La opción ideal serán todos aquellos pescados capturados en libertad, sostenibles y ricos en ácidos grasos omega 3 (como el salmón). Menos ideal es el pescado de criadero (como los tilapia). Aquí incluyo algunos consejos a la hora de comprar pescado y marisco:

- Algunos de los pescados más ricos en ácidos antiinflamatorios omega 3 son el salmón, la caballa y las sardinas. Todos pueden adquirirse más baratos en conserva. Eso sí, lee detenidamente las etiquetas y opta por aquellos que no contengan aditivos.

- Compra en rebajas y almacena el pescado y el marisco de alta calidad cuando bajen los precios. Son productos que se congelan y se descongelan bien.

- Si sólo te puedes permitir productos de piscifactoría o criadero, opta por los mariscos: no necesitan que los alimenten y no tienden a enfermar, por lo que no les hace falta ninguna medicación.

Y, con esto, quedan cubiertas tus necesidades proteínicas. **Hablemos ahora de las grasas saludables.** ¿Tal vez esto te suene contradictorio? Después de haber crecido en la era de todo lo «bajo en grasa», puede que te resulte sorprendente saber que nunca fueron muy sólidos los fundamentos científicos subyacentes a las recomendaciones de que los productos *light* eran mejores. De hecho, cuando los estadounidenses empezaron a consumir menos grasa, se dispararon las enfermedades crónicas de todo tipo. Nuestro organismo necesita grasa. Todas las membranas celulares están compuestas por un 50 % de grasa, y el 60 % de nuestro cerebro es grasa. Los lípidos constituyen los elementos básicos de nuestras hormonas, y muchas vitaminas son solubles en grasa, lo que significa que no podemos absorberlas sin grasa. Por eso, hay que incorporar grasas aptas para el AIP en todas las comidas. Entre ellas, se incluyen: el aceite de coco, la manteca de cerdo, el sebo, la grasa de pato, el aceite de palma roja, el aceite de oliva virgen extra y el aceite de aguacate.

Ya he mencionado anteriormente que la verdura constituye una gran parte del AIP. De hecho, es la base de esta dieta. En todas las comidas, tres cuartas partes de tu plato debe ocuparlas la verdura. ¿Esto te parece una locura? Hay un fundamento científico detrás de esta recomendación. Terry Wahls es la autora de *El Protocolo Wahls*. Terry es una médica que padece esclerosis múltiple y que pasó de necesitar una silla de ruedas para moverse a ir pedaleando en bicicleta, todo ello gracias a haber seguido una dieta paleo centrada en la nutrición curativa de la verdura. La verdura contiene micronutrientes que no se encuentran en ningún otro alimento; y, cuanta más variedad consumamos, más completa será nuestra nutrición. Los cazadores-recolectores ingerían una media de 200 especies de plantas y animales al año. (¡Ese quizá sea un divertido objetivo que te puedes proponer!). Otra ventaja de consumir verdura es que contiene fibra que alimenta a las bacterias beneficiosas de nuestro intestino. Para una nutrición óptima, debes ingerir una combinación de verdura cocida y cruda. No obstante, si padeces de problemas digestivos, la verdura cocida es más fácil de digerir.

Y, entonces, ¿cómo se puede comer tanta verdura? Puedo darte los siguientes consejos:

- En primer lugar, los tres cuartos de plato llenos de verdura que se han mencionado anteriormente son de verdura cruda, y mucha verdura reduce su tamaño al cocerse, especialmente la verdura verde.
- Segundo, dale preferencia a la verdura en lugar de a los tentempiés. No digas que no te queda hueco para comer verdura si tienes hueco para el postre.
- Tercero, los batidos son una manera de aumentar la ingesta de verduras, pero asegúrate de tomarlos como acompañamiento a la comida, para evitar subidas del nivel de azúcar en sangre.

¿Y qué sucede con la fruta? Está totalmente permitido comer fruta en el AIP, y cuando dejes de comer azúcar, la fruta, de repente, empezará a saber exageradamente dulce. En general, está bien entre 1 y 3 piezas de fruta al día. No te conviene darte un atracón de fruta, porque la fruta, de hecho, contiene azúcar, pero como también es nutritiva, no hay ninguna razón para prescindir de ella. La fruta de mayor calidad que puedes consumir son las bayas. Contienen más antioxidantes que ninguna otra fruta (e incluso más que algunas verduras) y, además, no tienen tanto azúcar como otros tipos de fruta.

¿Tengo que comprar fruta y verdura orgánicas? Aunque los productos orgánicos son lo ideal, tenemos que adaptarnos al presupuesto del que disponemos. Al tomar decisiones a la hora de comprar, ayuda saber qué productos contienen menos residuos de pesticidas, y cuáles contienen más. En Estados Unidos, el Environmental Working Group (EWG, grupo de trabajo medioambiental) elabora una lista todos los años con los quince alimentos más limpios y los doce alimentos más contaminados. Si vas a adquirir productos convencionales, selecciónalos de la lista de los quince productos más limpios. Si deseas comprar algún producto incluido en la lista de los doce más contaminados, recurre a productos orgánicos. ¿Por qué? Te pongo un

QUINCE ALIMENTOS MÁS LIMPIOS	DOCE ALIMENTOS MÁS CONTAMINADOS
Espárrago	Manzana
Aguacate	Apio
Col repollo	Pepino
Melón cantalupo	Uva
Pomelo / Toronja	Nectarina
Kiwi	Melocotón
Mango	Espinaca
Cebolla	Fresa
Papaya	
Piña	
Batata, boniato o camote	
* Las berenjenas, los guisantes y el maíz son parte de esta lista, pero no están permitidos en el AIP.	* Los pimientos, chiles o ajís morrones, los tomates cherry, las patatas y los tirabeques o chícharros forman parte de esta lista, pero, en todo caso, prescindimos de ellos en el AIP.

ejemplo: una sola uva puede contener 15 tipos diferentes de pesticidas, por eso están incluidas en la lista de los productos convencionales que es recomendable evitar.

Con lo que nos gusta en nuestra cultura comer galletas, quizá te estés preguntando: «¿Puedo comer galletas en el AIP?». La respuesta es: sí, con moderación. Y aquí hace falta definir «moderación». No significa varias galletas todos los días. Cuando, al principio, empieces el AIP, tienes que intentar encontrar el equilibrio entre lo que necesitas hacer para curarte y lo que te hace falta para no sentir carencia de ciertas cosas. Si tener algunas chucherías aptas para el AIP en la nevera evita que consumas comida basura, tenlas disponibles. Eso sí, no te des un atracón. Solo porque no contengan gluten o lactosa no significa que sean alimentos curativos. Son chucherías, y comer demasiadas desestabilizará tu proceso de curación. Lo bueno es que la mayor parte de la gente acaba por dejar de sentir antojos cuanto más tiempo pasa aplicando una dieta curativa. Y muchos experimentan un gran avance en su salud cuando eliminan definitivamente las chucherías de su alimentación.

Eso no significa que no puedas comer tarta el día de tu cumpleaños. ¡Claro que puedes! *La cocina autoinmune* tiene una receta de tarta de «queso» con frambuesa que muchos han disfrutado enormemente tanto en cumpleaños como en bodas!

El coco es el producto favorito de la comunidad AIP paleo, pues proporciona harina con la que cocinar, aceite con el que freír, leche como alternativa a los productos lácteos y la propia pulpa como tentempié recomendado. Para algunas personas resulta problemático comer demasiado coco. A excepción del aceite, se recomienda consumirlo con moderación: como máximo, un consumo diario de 230 ml de leche de coco, 25 g de mantequilla de coco o copos de coco y 12 g de harina de coco.

Vamos a finalizar este capítulo hablando de la densidad nutricional, para que la tengas bien presente. Las dietas modernas están compuestas por alimentos bajos en nutrientes: pasta, pan, aceites hidrogenados, productos procesados y comida basura. En el AIP, es lo contrario. Cada bocado que tomamos está pensado para que contenga los nutrientes adecuados que nos ayudarán a curarnos. Aunque todo lo que está permitido en la dieta es sano, algunos alimentos presentan un potencial curativo especial:

○ **El pescado y el marisco** contienen grandes cantidades de ácidos grasos antiiflamatorios omega 3. Tanto Terry Wahls como Sarah Ballantyne recomiendan que consumamos aproximadamente 450 gramos por semana.

○ **La casquería** es entre 10 y 100 veces más nutritiva que otros cortes de carne. Es una leyenda urbana que contenga toxinas. En su lugar, almacena los nutrientes necesarios que nuestro organismo necesita para eliminar las toxinas. Terry Wahls recomienda que consumamos aproximadamente 340 gramos por semana. Sarah Ballantyne recomienda que la incorporemos de manera habitual a nuestra alimentación, a ser posible, consumiendo casquería, como mínimo, cuatro veces por semana.

○ **El caldo de huesos** se prepara tradicionalmente cociendo a fuego lento los huesos durante alrededor de 24 horas. Este proceso extrae los nutrientes de los huesos: el tuétano, el colágeno, la gelatina, la glicina, la prolina, el ácido hialurónico, el sulfato de condroitina, el calcio, el fósforo, el magnesio y el potasio. Estos son componentes esenciales de nuestro cuerpo y resultan especialmente beneficiosos para reducir la inflamación y contribuir a que nuestro organismo se cure. Para preparar una receta sencilla, introduce los siguientes ingredientes en una olla grande para sopa: 1,4 kg de huesos (puedes aprovecharlos de alguna comida o comprarlos directamente en la carnicería), 1 cebolla (pelada y cortada en cuartos), 1 zanahoria (partida por la mitad), 2 tallos de apio (partidos por la mitad), 1 diente de ajo (pelado) y 30 ml de vinagre de manzana. Añade suficiente agua como para llenar la olla. Cúbrela y llévala a ebullición. Baja a fuego lento (para que burbujee ligeramente) y cuécelo durante 24 horas. Vigila la olla de vez en cuando, añadiéndole agua según sea necesario. Cuando termine la cocción, cuela los ingredientes. Puedes congelar los huesos para reutilizarlos en futuras ocasiones. El caldo se puede conservar 5 días en la nevera o 3 meses en el congelador. Utilízalo como base para la sopa o añádele especias para condimentarlo y disfruta bebiéndote una taza de vez en cuando.

- **Los alimentos fermentados** son ricos en probióticos, que contribuyen a modular el sistema inmunitario, curan el síndrome del intestino permeable, facilitan la digestión y funcionan a modo de antiiflamatorios. Consúmelos todos los días.

Así pues, esta es nuestra dieta curativa a grandes rasgos. A continuación, puedes ver qué aspecto tiene la forma de la pirámide nutricional:

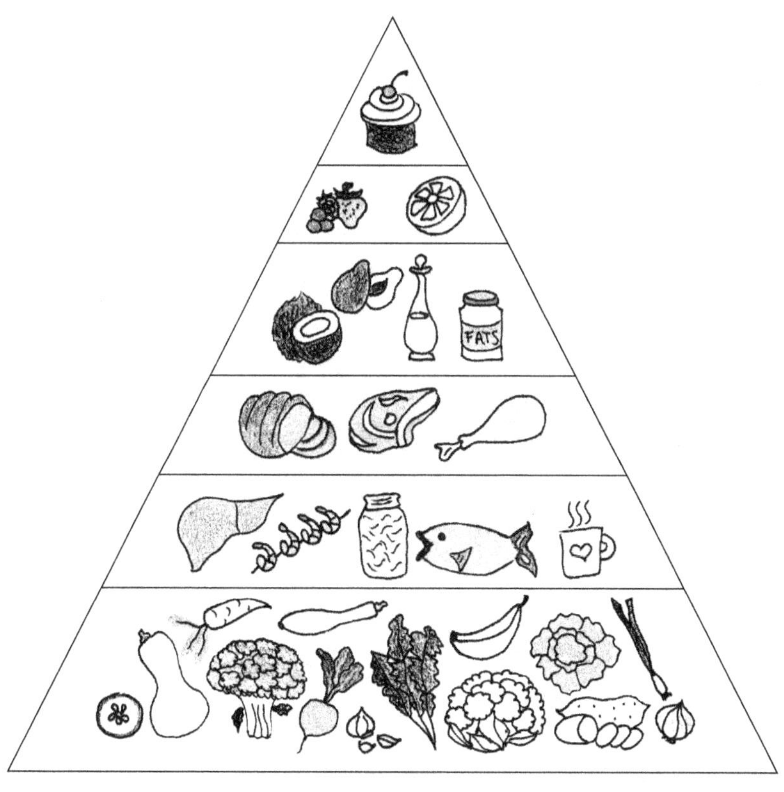

PIRÁMIDE NUTRICIONAL DEL AIP

VÉRTICE: Los postres se reservan para las ocasiones especiales

NIVEL 2: Fruta con moderación (1 - 3 piezas)

NIVEL 3: Grasas saludables con cada comida

NIVEL 4: Carnes de alta calidad

NIVEL 5: Alimentos curativos cada día (casquería, pescado y marisco capturados en libertad, alimentos fermentados y caldo de huesos)

BASE: Verduras (rellena tu plato con tres cuartas partes de verdura)

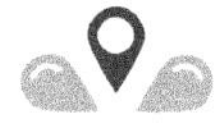

CAPÍTULO 7

LA LISTA DE LA COMPRA

Asegúrate de leer los capítulos anteriores en los que se detallan qué alimentos son recomendables y cuáles es preferible evitar. Te conviene adquirir un conocimiento básico de estas categorías, de manera que puedas tomar decisiones sobre tu alimentación espontáneamente, sin consultar la lista. La que encontrarás a continuación es para facilitarte las compras, pero es imposible incluir absolutamente todos los alimentos, especialmente si tenemos en cuenta la variedad de los mercados en todo el mundo. ¡He hecho lo que he podido! Algunos productos tienen un nombre distinto dependiendo del país hispanohablante. He incluido varios términos diferentes en esta lista para una mejor comprensión de los lectores en cualquier parte del mundo.

VERDURAS	
Aceitunas (sin relleno)	Apio nabo
Acelga	Batata / Boniato / Chaco / Camote
Achicoria roja	
Aguacate	Berro
Alcachofas	Berza

Bimi o brocolini

Brócoli

Brote de ajo

Brote de helecho

Calabacín

Calabaza

Calabaza de invierno

Calabaza de verano

Cebolla

Cebolleta / Cebollín / Cebolla Cambray

Champiñones

Chayotera / Guatila

Chirivía

Col china (bok choy)

Coles de Bruselas

Coliflor

Colinabo

Col / Repollo

Col rizada / Kale

Endivia

Espárragos

Espinacas

Grelos

Hinojo

Jícama / Pelenga / Nabo mexicano

Lechuga

Mostaza castaña

Nabo

Ñame blanco / Mapuey

Nopales / Opuntia

Perejil tuberoso

Plátanos macho

Puerros / Poros

Quimbonbó / Abelmosco / Ocra

Rábano

Rábano daikon

Remolacha / Betabel

Rúcula

Ruibarbo

Rutabaga / Naba

Salsifí / Barba cabruna

Taro / Dasheen / Macal / Malanga / Yautía

Tupinambo / Topinambur / Pataca	Yuca / Casava / Manioc
Verdolaga	Zanahoria

FRUTA (CON MODERACIÓN)

Albaricoque / Chabacano	Guayaba
Arándano agrio	Guayabo / Feijoa
Arándano azul	Higo chumbo
Arándano rojo	Higo fresco
Breva	Kiwi
Carambola	Lichi
Casaba / Melón verde	Limón
Cereza	Lima
Chirimoya	Manzana
Ciruela	Melón cantalupo
Clementina	Membrillo / Quince
Coco	Mora
Frambuesa	Níspero
Fresa	Pamplemusa / Toronja verde
Granada	Paraguaya / Nectarina
Grosella	Pitaya / Fruta del dragón

Plátano / Banana	Nectarina
Pomelo / Toronja	Naranja
Uva	Panapén / Yaca
Mamey sapote	Papaya
Mandarina	Pera
Mango	Persimón / Caqui
Maracuyá / Fruta de la pasión	Piña
Melocotón	Sandía

HIERBAS / CONDIMENTOS

Ajedrea	Cúrcuma
Ajo	Eneldo
Albahaca	Epazote
Azafrán	Estragón
Canela	Fenogreco
Cebolla en polvo	Hierbabuena
Cebollino	Hierba luisa / Limoncillo / Hierba de limón
Chalota	
Cilantro	Hoja de curry (no en polvo)
Clavo	
Combava / Lima kafir	Jengibre

Laurel	Sal de escamas con trufa
Lavanda	Sal marina
Macis	Salvia
Manzanilla	Rábano picante / Rábano rusticano
Mejorana	Tamarindo
Menta verde	Tomillo
Orégano	Toronjil / Melisa
Perejil	Vainilla (sin alcohol)
Perifollo	Wasabi
Romero	

PROTEÍNAS

Búfalo	Mariscos	Ternera
Cerdo	Pato	Venado / Ciervo
Conejo	Pavo	
Cordero	Pescado	
Faisán	Pollo	

* Las carnes procesadas como el beicon o el tocino, las salchichas, la cecina, los perritos calientes y los embutidos suelen contener todas ellas solanáceas en forma de pimentón. Revisa los ingredientes con detenimiento. Normalmente, tenemos que recurrir a versiones aptas para el AIP que se comercializan por Internet, o bien elaborarlas nosotros mismos.

GRASAS	
Aceite de aguacate	Grasa de pato
Aceite de coco	Grasa de pollo o de ganso
Aceite de oliva virgen extra	Manteca de cerdo
Aceite de palma roja	Sebo

BEBIDAS	
Agua filtrada	Té rooibos
Kéfir de agua	Tés con cafeína (con moderación): negro, verde, blanco, yerba mate
Kombucha	
Kvass de remolacha o betabel	Té de jengibre
Té de arbusto de la miel	

* Revisa siempre las etiquetas para asegurarte de que sean aptas para el AIP.

SNACKS
Aceitunas sin relleno
Chicharrones
Chips de fruta deshidratada
Chips de verdura al horno

Chips de coco

Embutidos curados

Pescado y marisco enlatado: salmón, atún, sardinas, ostras

* Revisa siempre las etiquetas para asegurarte de que sean aptos para el AIP.

PRODUCTOS DE LA DESPENSA

Gelatina

Vinagres favoritos: de manzana, balsámico, de champán, de coco, de vino tinto, de cereza, de ciruela Ume, de vino blanco

Leche y crema de coco sin aditivos

Pulpa de coco (conocida a veces como Coconut Manna o manteca de coco)

Coco deshidratado sin endulzar

Harinas AIP: arrurruz, yuca, coco, plátano macho, batata o boniato, tapioca, chufa

Otros ingredientes para repostería como la algarroba en polvo

Endulzantes naturales: miel natural, sirope de arce puro, melaza o piloncillo, frutos secos, azúcar de dátiles, azúcar de arce, jugo de caña evaporado, azúcar de caña integral

* Algunos de los ingredientes que componen esta lista de productos de la despensa pueden ser difíciles de encontrar dependiendo de tu lugar de residencia. No necesitas almacenar todos estos ingredientes en tu cocina. Los alimentos más importantes del AIP son la carne, el pescado y el marisco, las grasas, las verduras y las hierbas y los condimentos. Son todos ellos los que más contribuyen a la curación. La lista de productos de la despensa es meramente opcional.

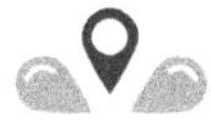

CAPÍTULO 8

ESTO ES DEMASIADO DIFÍCIL, ¡NO PUEDO HACERLO!

Cuando lees por primera vez acerca del protocolo autoinmune, es común experimentar un momento de pánico. ¡A mí me pasó! Es demasiada información y son muchísimas restricciones. También es natural tenerle miedo al cambio, incluso aunque sea para mejor. Miles de personas han adoptado el AIP con éxito y tú también puedes hacerlo. Respira hondo y sigue estos cinco consejos para facilitar la transición:

1. **Céntrate en tu objetivo.** Vas a intentar conseguir lo que los médicos creen imposible: revertir una enfermedad autoinmune. No es poca cosa. Tiene sentido que no resulte sencillo. Y, sin embargo, está claro que merece la pena. Piensa en tus síntomas actuales. ¿Merece la pena adoptar este protocolo si puedes reducirlos y, tal vez, eliminarlos por completo? Recuerda que nada es más difícil que vivir

con una enfermedad autoinmune incapacitante. El AIP es facilísimo en comparación.

2. **Puedes adoptarlo paulatinamente.** Nadie tiene la misma disposición a la hora de introducir cambios en su vida.

   ○ **Hay quienes son de «todo o nada».** Para ellos, meterse a fondo completamente en el AIP es la manera de hacerlo.

   ○ **Hay otros (como yo) a los que hacer algo así les parece demasiado abrumador.** Yo empecé con una dieta paleo convencional (no el AIP), y ¿sabes qué? Algunas personas consiguen la remisión de su enfermedad en ese nivel. Aunque eso no fue lo que me sucedió a mí, sí que mejoré drásticamente. Mis brotes pasaron de ser insoportables episodios diarios a crisis moderadas varias veces al mes. Cuando mi mejoría se estancó, me sentí preparada para las restricciones adicionales correspondientes al AIP y me vi recompensada por mis esfuerzos. Mis brotes desaparecieron por completo. ¿Desearía haber empezado con el AIP antes? No, porque entonces no estaba preparada. Adoptarlo paulatinamente fue la decisión correcta en mi caso. Tú puedes hacer lo mismo que yo.

   ○ **Eres tú quien estará al mando de tu propio viaje hacia la curación.** Si eres un rebelde, como yo, te será de ayuda pensar que eres tú quien lleva el timón. Nadie te está obligando a hacerlo. Es enteramente tu decisión y lo tienes que hacer a tu ritmo.

- **Puedes incluso adoptar el AIP pasito a pasito.** Elimina un tipo de alimento cada semana hasta que alcances un AIP completo. Empieza eliminando el gluten, el azúcar y los productos procesados. Después, elimina los cereales y las legumbres. Más adelante, cambia los aceites refinados por grasas saludables. Después, elimina los productos lácteos. Después, las solanáceas. Luego, los huevos. Más tarde, el alcohol. Luego, los frutos secos y las semillas (incluido el café y el cacao). Y, por fin, elimina las restricciones adicionales incluidas en *The Paleo Approach* (estevia, condimentos a base de cereales, etc.). También puedes modificar éste orden, optando por eliminar los alimentos que te resulten más sencillos antes y dejando los más difíciles para el final.

3. **Planéalo.** Este es un gran cambio; no es algo que vayas a poder hacer fácilmente sobre la marcha. Decide cuándo deseas empezar. Termina de leer este libro antes de comenzar. Y sigue los pasos de cada capítulo para hacerlo más sencillo. Por ejemplo, te conviene deshacerte de los alimentos que ya no puedes comer y llenar tu cocina con deliciosos productos curativos antes de empezar siquiera. Será recomendable que tengas a mano bastantes recetas

aptas para el AIP para poder cocinar y una idea de qué comerás en cada comida de la semana. La espontaneidad y el AIP no se llevan bien.

4. **Busca ayuda.** Si bien es cierto que tú eres la única persona que puede adoptar este cambio, es mucho más sencillo hacerlo si te apoyan tus seres queridos. También es muy útil reunirse con otras personas que se hayan embarcado en el AIP, que entiendan por lo que estás pasando. En el capítulo 17 proporciono consejos detallados para conseguir que tu familia y amigos te acompañen y también sobre cómo acceder a la comunidad AIP internacional.

5. **Date ánimos.** Embarcarse en este tipo de cambio puede resultar estresante, por lo que debes dar prioridad al alivio del estrés y a cuidarte. Hay quienes piensan que no tienen tiempo para esto: están demasiado ocupados cuidando de otros como para cuidarse a sí mismos. Pero no hay que olvidar que, si no nos cuidamos, cada vez estaremos más discapacitados y no podremos preocuparnos por nadie más. Esa es la razón por la que los auxiliares de vuelo nos dicen que nos pongamos primero la máscara de oxígeno antes de ayudar a otros. Esta es una buena metáfora de la curación. Como ya he mencionado en capítulos anteriores, el estrés puede provocar brotes exactamente igual que los malos hábitos alimenticios. Así pues, programa cierto tiempo cada semana para hacer

algo que te haga feliz. Y, también, tómate 15 minutos al día para hacer algo relajante. En el capítulo 20 proporciono muchas sugerencias para reducir el estrés.

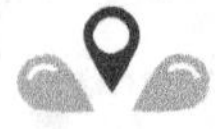

CAPÍTULO 9

¿QUÉ HAY EN UNA COCINA APTA PARA EL AIP?

¿Listos para empezar? Ocupémonos en primer lugar de la cocina. Está a punto de convertirse en la estancia más importante de tu hogar.

- **Paso 1: Elimina los alimentos que ya no puedas comer.** Esta es la situación más idónea para conseguir llevar el AIP a buen puerto. El dicho «ojos que no ven, corazón que no siente» es algo que funciona de verdad. Comprendo que no todos tus familiares o las personas que vivan contigo accederán a hacerlo, pero, al menos, pídeselos. Que recuperes tu salud vale la pena, y tu familia y amigos seguirán pudiendo comer lo que les apetezca fuera de casa. Sencillamente, te estarán ayudando a convertir tu hogar en un lugar apto para el AIP. Si no están de acuerdo, habrá llegado el momento de negociar. Como mínimo, pídeles que en la cocina no haya productos con gluten, especialmente si eres celíaco. La posibilidad de contaminación cruzada de gluten en una cocina compartida es muy alta, y ese es un riesgo al que te conviene no enfrentarte. Después, divide la cocina en diferentes espacios. Si la mayor parte de tu familia está de acuerdo y solo hay alguien que no lo está, esa persona puede contribuir manteniendo sus alimentos en un armario o alacena especial en la cocina, que tú procurarás no abrir. Si la situación es la contraria, almacena tus alimentos en determinados estantes del refrigerador y del congelador y en los armarios o alacenas, para que, por las mañanas, no tengas que quitar de en medio los recipientes de comida a domicilio antes de sacar los ingredientes de tu desayuno. Por último, piensa en cuáles son los alimentos que más te tientan y pídeles que, como mínimo, mantengan esos alimentos alejados de casa.

- **Paso 2: Asegúrate de conseguir las cosas buenas.** Te conviene abastecer la cocina con los alimentos que contribuirán a que te recuperes. Utiliza la lista de la compra del capítulo 7 como guía.

- **Paso 3: Acostúmbrate a leer las etiquetas.** Si te pareces mínimamente a mí, seguramente pensarás que los alimentos comercializados en las tiendas de comida orgánica tienen que ser sanos por fuerza. He perdido la cuenta de las veces que me creí lo de «origen vegetal» que figura en la lista de ingredientes, como si, de repente, aquello hiciera que fuera seguro consumir un ingrediente cuyo nombre ni siquiera podía pronunciar. Además, los paquetes de las tiendas de comida orgánica contienen gluten, soja, productos lácteos, aceites industriales y solanáceas, entre otras cosas. Incluso las infusiones herbales contienen lecitina de soja. ¿No es de locos? En el AIP, comprarás los alimentos a granel y casi nunca los adquirirás empaquetados. Revisa los ingredientes de todo lo que compres y, a ser posible, no te lleves nada que tenga más de un ingrediente. Las «especias» o «aromas naturales» suelen incluir solanáceas.

○ **Paso 4: Conviértete en el mejor amigo de tu refrigerador y tu congelador.** Hay un meme circulando en Internet que dice: «Los alimentos con fecha de caducidad no son alimentos». Y, la mayor parte de las veces, es verdad. Casi todo lo que comprarás a partir de ahora serán productos perecederos, porque tu organismo está diseñado para digerir este tipo de alimentos. Eso significa que te quedará mucho espacio libre en los armarios o alacenas, pero, en cambio, vas a tener el refrigerador y el congelador llenos hasta arriba. Si puedes permitirte un congelador horizontal, es un gran método para adquirir productos a granel cuando están de oferta y para congelar las sobras de tus sesiones de cocina por tandas.

○ **Paso 5: Utensilios de cocina prácticos en el AIP.** No necesitas un sofisticado equipo de cocina para seguir esta dieta. Una de mis amigas, que es la autora del blog *La Chica Paleo*, consiguió hacerlo durante dos años desde una minúscula cocina en México, con solo un cuchillo y unas pocas ollas y sartenes desgastadas. No obstante, si te lo puedes permitir, he aquí algunas herramientas que pueden facilitarte la vida:

- **Tarros de cristal con tapas reutilizables de plástico:** Creo que estos son mis utensilios de cocina favoritos. Almaceno de todo en ellos: alimentos fermentados, caldo de huesos, ensaladas en bote, sobras, etc. Si compras los tarros de boca ancha, puedes utilizarlos sin ningún problema en el congelador si dejas un espacio de un par de centímetros en la parte superior del bote y no les pones la tapa hasta que el contenido se haya congelado.

- **Varios cuchillos afilados:** Vas a tener que cortar muchas verduras y carnes frescas. Simplifícate la vida.

- **Robot de cocina o procesador de alimentos:** Este aparato mágico puede hacer de todo, desde «arroz» de coliflor pasando por paté de hígado hasta chips de verduras. Es como tener un miniayudante de cocina en tu propia casa.

- **Licuadora de mano:** A la mayoría de la gente no le gusta beberse el caldo de huesos directamente, aunque gracias a él se pueden preparar deliciosas sopas. Una licuadora de mano es una manera sencilla de hacer purés ligeros y salsas en la misma olla.

- **Cortador de verduras Spiralizer o mandolina:** Este utensilio de cocina no es necesario, pero está claro que es divertido y, si tienes familia, a los niños les encantan las verduras cortadas en espiral. Es una manera estupenda de conseguir que coman más verdura y hace que sea más sencillo abandonar la pasta.
- **Olla a presión:** Supone un enorme ahorro de tiempo, pues te permite cocinar estofados en apenas 90 minutos y caldo de huesos en tan solo 2 horas.

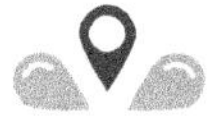

CAPÍTULO 10

EN BUSCA DE NUEVOS SABORES: HIERBAS Y CONDIMENTOS APTOS PARA EL AIP

Uno de los cambios más duros en el protocolo autoinmune paleo es que tendrás que abandonar tus salsas y condimentos favoritos. Cuando comiences a limpiar la cocina y a leer las etiquetas de los ingredientes, la salsa de soja es de lo primero de lo que hay que olvidarse y tras ella irá la mayoría de los aderezos, los condimentos y las salsas comerciales. A continuación, tendrás que asomarte al estante de las especias y, por desgracia, dejar a un lado las solanáceas en primer lugar: la pimienta cayena, el chile en polvo, el pimentón, la pimienta roja, el curry comercial y muchas otras mezclas de especias comerciales. Lo siguiente son los condimentos a base de fruta o semillas: la pimienta de Jamaica, las semillas de anís, el anís estrellado, el achiote, la alcaravea, el cardamomo, las semillas de apio, el semillas de cilantro, el comino, las semillas de hinojo, las semillas de fenogreco, el enebro, la mostaza, la nuez moscada, la pimienta (negra, blanca, verde y rosa), las semillas de amapola, las semillas de sésamo y la vainilla en vaina.

Tras dedicarle una mirada desoladora a los armarios o alacenas de tu cocina, un error muy común es conformarse sin sabores añadidos y, antes de que te des cuenta, estarás ingiriendo comida insípida, sintiendo resentimiento por esta dieta y con la sensación de que te han arrebatado toda la diversión de la cocina. ¡No lo hagas!

Permíteme tranquilizarte: los alimentos del AIP pueden estar riquísimos y llenos de sabor. Lo único que necesitas hacer es reabastecer los armarios o alacenas de la cocina con productos que sí puedas comer y experimentar con nuevos tipos de condimentos hasta que encuentres tus nuevos favoritos.

En primer lugar, consulta la lista de la compra del capítulo 7. Hay 39 condimentos y hierbas permitidas en el AIP. ¡Eso es mucho! Empieza por comprar unos pocos cada semana e incorpóralos a tus comidas. Si cuentas con espacio para plantar un herbario, hazlo. Y no temas por utilizar una gran cantidad de hierbas, especialmente si son frescas.

Al cocinar, ¿te encanta utilizar condimentos especiados y picantes en tus recetas o alimentos con un regusto picante? Sin solanáceas ni pimienta, puede que te preguntes cómo conseguirlo. Te presento estos tres condimentos aptos para el AIP:

1. **Jengibre fresco:** Este es uno de mis favoritos, y si le pones mucho a un plato, le añades un riquísimo toque picante. La clave está en rallarlo muy fino con un ralla-

dor cerámico (que libera gran parte del jugo picante del jengibre). Si no, introduce el jengibre en el congelador o utiliza un rallador Microplane para rasparlo. Una ventaja adicional es que el jengibre es antiiflamatorio.

2. **Rábano picante o rusticano:** Este es uno de los condimentos favoritos de mi marido. Por desgracia, las marcas comerciales contienen aditivos. No obstante, es bastante fácil prepararlo casero con un procesador de alimentos o robot de cocina. Compra un poco de raíz de rábano picante, pélalo y córtalo en dados. Introdúcelos en el procesador de alimentos con una o dos cucharadas soperas de agua hasta que se convierta en una pasta. Esta acción trituradora pone en marcha la actividad enzimática que libera los aceites «picantes» del rábano. El vinagre detiene este proceso. Si te gusta el rábano sólo un poco picante, añade inmediatamente una cucharadita de vinagre de vino blanco y una pizca de sal; y tritúralo. Si te gusta el rábano muy picante, déjalo reposar durante 10 minutos antes de añadir el vinagre y la sal. Pasa la mezcla a un tarro y refrigérala. Debería mantenerse comestible durante cuatro semanas aproximadamente.

3. **Wasabi:** Este es otro condimento picante apto para el AIP. Si lo puedes encontrar fresco, tienes que rallarlo igual que el jengibre, pero ten en cuenta que pierde su sabor picante en unos 20 minutos. Muchas marcas de wasabi

precocinado contienen otros ingredientes. Asegúrate de leer las etiquetas con detenimiento para cerciorarte de que sean aptos para el AIP.

4. **Ajo:** Cuando más fino piques el ajo, más intenso el picante, especialmente si machacas el diente antes. Si utilizas una prensa de ajos, se libera el máximo sabor. Un consejo adicional: Si calientas el ajo inmediatamente después de picarlo, sigue sabiendo bien, pero pierde gran parte de sus propiedades medicinales. Sin embargo, si picas el ajo y lo dejas reposar durante 10 minutos antes de cocinarlo, es muy posible que libere mucha alicina (un componente curativo) y, una vez liberada, no la destruye el calor. El ajo se cuece muy rápido, procura vigilarlo atentamente. El ajo quemado sabe amargo.

Utiliza el vinagre de forma lúdica: La mayor parte de las personas estamos acostumbradas a los vinagres sencillos (balsámico, de vino o de manzana), ¡y son maravillosos! Pero existe todo un mundo de vinagres y cada cual genera su propio sabor. Los únicos que hay que evitar son aquellos a base de cereales (como los de arroz, malta o el vinagre blanco destilado). Puedo recomendarte tres vinagres aptos para el AIP para que los pruebes: el de coco, el de cereza y el de ciruela Ume. Un pequeño comentario sobre la ciruela Ume: es dulce, salada y amarga al mismo tiempo. Cuando experimentes con ella, empieza con poca cantidad y elimina la sal de tu receta. Muy pronto, descubrirás que es uno de tus nuevos favoritos.

Por último, *La cocina autoinmune* cuenta con un apartado entero dedicado a los aderezos y las salsas, incluidas recetas para mayonesa sin huevo y guacamole sin solanáceas, salsa de mango, salsa barbacoa y salsa marinara.

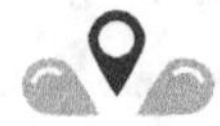

CAPÍTULO 11
¿QUÉ COMERÉ A PARTIR DE AHORA? EJEMPLOS DE MENÚS

EJEMPLO 1	
Desayuno	**Salteado de desayuno** Preparado con carne y verduras de sobras de la cena del día anterior, y una taza de caldo de huesos como acompañamiento
Almuerzo	**Ensalada grande** Con verduras verdes y hortalizas, aguacate, salmón en conserva y vinagreta de aceite de oliva
Cena	**Pollo asado y tubérculos** Con una bebida fermentada como acompañamiento
Snack (si es necesario)	**Bayas frescas** **Crema de coco batida**

EJEMPLO 2	
Desayuno	**Pollo casero y sopa de verduras** Preparada en gran cantidad para que dure toda la semana
Almuerzo	**Hamburguesa de ternera con hierbas** Con un champiñón Portobello que haga las veces de panecillo, beicon o tocino y guacamole; chips de batata, boniato o camote como guarnición
Cena	**Camarones al curry** Servidos sobre arroz de coliflor y con un vaso de bebida fermentada como acompañamiento
Snack (si es necesario)	**Chips de kale y sardinas**

EJEMPLO 3	
Desayuno	**Pancakes de plátano macho** Acompañados por un batido verde de colágeno pequeño
Almuerzo	**Paté de hígado de pollo** Con verduras crudas para untar el paté

Cena	**Estofado de cerdo a fuego lento** Con salsa de cebolla y manzana, espárragos salteados y col fermentada de guarnición
Snack **(si es necesario)**	**Jamón crudo y aceitunas**

Como puedes ver en los ejemplos anteriores, tu menú en el AIP puede ser delicioso y muy variado. Permíteme abordar algunos de los elementos clave en mis ejemplos que me gustaría subrayar:

- **Libertad horaria de comidas:** El desayuno suele ser una incógnita para la mayoría de los principiantes, que se preguntan qué pueden comer. Si no podemos consumir huevos, café o cereales, ¿qué nos queda? Te acabo de mostrar tres ejemplos. Los restos de otras comidas constituyen un desayuno fácil y rápido. La sopa es lo que, personalmente, más me gusta y, aunque pueda parecerte extraño, en muchas culturas se empieza el día con una sopa. Es alimenticia, nutritiva y, al mismo tiempo, consigue saciar. También tengo amigos a los que les encanta empezar el día con una ensalada. Culturalmente, asociamos ciertas comidas con determinados momentos del día, pero no existe ninguna lógica detrás de ello. En el protocolo autoinmune paleo, podemos comer alimentos aptos para el AIP en cualquier momento del día. No necesitamos limitarnos a las definiciones tradicionales establecidas de desayuno, comida y cena. Con esto en mente, no dudes en ajustar la cantidad y el nivel de complicación de tus comidas a tu propio horario. Los ejemplos de menús que he planteado presuponen que la cena es la comida más importante del día, que es lo típico en Estados Unidos. No obstante, si el almuerzo es la comida más importante en tu país, ajusta tu plan alimenticio según corresponda.

○ **Cocinar por tandas/restos de comida:** En el AIP, tendrás que cocinar la mayor parte de tus comidas (si no todas). Eso requiere pasar muchísimo tiempo en la cocina y te interesa ser lo más eficaz posible. Ahí es cuando cocinar por tandas resulta tan útil. Cocina siempre de más. Si vas a asar verduras, asa dos bandejas en lugar de una. Si vas a preparar hamburguesas o salchichas, prepara 1 - 1,5 kg de una sola vez; puedes congelarlas crudas y, más tarde, hacerlas en la sartén cuando prepares una comida rápida. Haz ollas grandes de sopa y disfrútala durante toda la semana. Asa un par de pollos al mismo tiempo, deshuésalos y cómetelos con diferentes verduras o aderezos para un desayuno o un almuerzo rápidos. Y, si hablamos de verduras frescas, córtalas con antelación. Si reservas unas horas del fin de semana para cocinar y preparar la comida, tendrás a tu disposición todo lo que necesites para organizar comidas rápidas durante los días de diario.

- **Ollas de cocción lenta y ollas a presión:** Ya las mencioné en el capítulo de la cocina apta para el AIP, pero merece la pena comentarlo de nuevo, porque nos facilitan muchísimo la vida. Tener una olla de cocción lenta es como contar con nuestro propio chef personal. Puedes introducir en ella los ingredientes, marcharte al trabajo y, cuando regreses a casa, tendrás la cena lista. Las ollas a presión son todo velocidad. Puedes preparar un caldo de huesos que normalmente tardaría 24 horas en tan solo dos, hacer un estofado en 90 minutos y cocer verdura en cuestión de minutos.

- **Pirámide nutricional del AIP (densidad nutricional):** Si revisas detenidamente los menús que te he propuesto, verás que he respetado la pirámide nutricional del capítulo 6. Hay verduras en todas las comidas y, al cabo del día, es recomendable que hayas consumido una gran variedad. Verás también que he incorporado alimentos curativos todos los días: caldo de huesos, casquería, pescado y marisco capturados en libertad y alimentos y bebidas fermentados. Los macronutrientes también son muy importantes: todas las comidas y snacks incluyen algo de grasas saludables y proteínas. Esto se debe a que un nivel de azúcar equilibrado es imprescindible para curarse. Lo que comemos es casi tan importante como lo que no.

- **Equilibrar los nuevos hábitos con las costumbres adquiridas:** En cualquier momento en el que hacemos un cambio así de grande, tiene que haber una curva de aprendizaje. Una vez que lleves cierto tiempo practicando el AIP, descubrirás nuevas recetas y conseguirás un ritmo de cocina que no te exigirá demasiada planificación. Eso sí, asegúrate de no caer en la rutina alimentaria. Cuanta más variedad de alimentos consumamos, mejor será nuestra nutrición, porque todos los alimentos tienen un perfil nutricional diferente.

- **Planes de comidas:** Los ejemplos que te he proporcionado al principio de este capítulo te ofrecen una idea de qué aspecto puede tener un menú diario. Yo, personalmente, me siento una vez a la semana y redacto mi plan de comidas para los siete días siguientes: las tres comidas del día más los snacks. A continuación, escribo la lista de la compra a partir del plan y así no me quedo con la nevera vacía, sin tener que comer. Si no has planificado antes tus comidas o si padeces niebla mental y no puedes gestionarlo ahora mismo, *La cocina autoinmune* incluye planes de comidas y listas de la compra que puedes utilizar para facilitarte todo lo posible la transición al AIP.

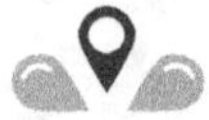

CAPÍTULO 12

PREGUNTAS MÁS FRECUENTES

¿Por qué no puedo hacerme una prueba de alergia y ya está?

Ojalá pudiéramos hacernos una prueba… ¡Sería todo mucho más sencillo! El protocolo autoinmune está pensado para abordar las intolerancias alimentarias, que son diferentes a las alergias. Las alergias alimentarias pueden ser mortales, pues quienes las padecen pueden terminar en el hospital con un choque anafiláctico, y es posible hacerse una prueba para detectarlas. Por su parte, las intolerancias aumentan con el tiempo la inflamación del cuerpo, empeorando los síntomas de la enfermedad autoinmune. Por desgracia, no existen pruebas de laboratorio con base científica para las intolerancias alimentarias. Aunque sí que hay algunos tests con nombres como IgG, Alcat, Enterolab, EAV y pruebas musculares, este tipo de pruebas a menudo dan tanto falsos positivos como falsos negativos. Por este motivo, una dieta de eliminación (como el AIP) es la práctica habitual para descubrir las intolerancias alimentarias. Conlleva cierto esfuerzo, pero es la única garantía de que se obtendrán resultados precisos.

¿El AIP dura para siempre? ¿Tendré que seguir comiendo así toda la vida?

No. El AIP es una dieta de eliminación que consta de dos fases: la eliminación y la reintroducción. Durante la fase de reintroducción, averiguarás qué alimentos tolera tu cuerpo y cuáles no. Repasaré el proceso en detalle en el capítulo 24. Afortunadamente, podrás readmitir algunos alimentos en tu dieta diaria. Y otros, aprenderás la necesidad de evitarlos por completo. No obstante, a medida que nos curamos, solemos ir siendo capaces de tolerar un abanico cada vez mayor de alimentos. Eso significa que, si la reintroducción de un alimento no funciona la primera vez, puede que sí lo haga 6 o 12 meses después. El objetivo es ir ampliando nuestra dieta de manera segura; cuanto más variada sea nuestra alimentación, más rica será nuestra nutrición. Lo único que pretendemos es no ingerir alimentos que provoquen un empeoramiento de los síntomas autoinmunes.

Con ello en mente, existen algunos alimentos de los que te convendrá olvidarte para siempre. El gluten es uno de ellos. Lo mismo sucede con los productos procesados y los ingredientes vacíos. No volverás a una dieta estándar plagada de comida basura. En su lugar, la mayoría de la gente adopta una dieta de tipo paleo, aunque personalizada a sus necesidades.

¿Cuánto tardaré en ver los resultados?

Depende. Hay quienes notan una mejora inmediata. Otros tienen que dejar pasar unos meses. Hay cuatro cosas que puedes hacer para maximizar la repercusión curativa de la dieta: (1) Implícate al 100 %, no hagas trampas. El AIP no funciona como protocolo a media jornada. (2) No te limites a evitar alimentos. Piensa con detenimiento en qué alimentos sí puedes consumir. No podemos curarnos sin nutrirnos, así que optar por alimentos ricos en nutrientes acelera el proceso de curación. (3) Plantéate los factores relacionados con el estilo de vida además de la alimentación. Son igual de importantes en lo que se refiere a revertir una enfermedad autoinmune; te daré algunos consejos relacionados con ellos en capítulos posteriores. (4) Lleva un diario de síntomas. Normalmente solemos darnos cuenta de que algo no funciona, pero pasamos por alto cuando algo sí ha mejorado. Escribir un resumen de cómo te sientes y comprobar qué cambios ha habido de un mes a otro te ayudará a ver y celebrar tu progreso. Te daré detalles de qué incluir en tu diario en el capítulo 23.

Si, pasados tres meses, no has experimentado ninguna mejoría, habrá llegado el momento de resolver los problemas. En el capítulo 26, comparto algunos consejos para ello.

¿De verdad necesito comer casquería?

Aunque el camino más rápido para curarse es un AIP rico en nutrientes, tú eres quien está al mando de tu curación. No tienes por qué poner todo en práctica al mismo tiempo, y si la casquería te resulta intimidante, puedes posponerla durante un tiempo. De todos modos, recuerda que la nutrición es la clave para curarte, y las carnes de casquería son entre 10 y 100 veces más nutritivas que otros cortes de carne. Si no te sientes con ganas para comerlas todavía, empieza por incluir otros alimentos curativos en su lugar: pescado y marisco capturados en libertad, alimentos fermentados, caldo de huesos y una amplia variedad de verduras.

Cuando te sientas preparado para probar la carne de casquería, te recomiendo que empieces por el hígado de pollo. Tiene un sabor suave, se cocina rápidamente y es relativamente fácil de encontrar.

¿Puedo dejar la medicación cuando empiece esta dieta?

La respuesta corta es no. La curación a través del cambio de dieta y de estilo de vida lleva su tiempo, y si te quitas la medicación antes de que tu organismo tenga la posibilidad de curarse, lo más probable es que sufras un brote autoinmune. La única excepción son las personas que inician el AIP inmediatamente después de ser diagnosticadas, antes de empezar con su medicación. A veces, es posible evitar los medicamentos en esa fase, pero no siempre. Colabora estrechamente con tu médico cuando tomes esta decisión.

Dicho esto, el objetivo de muchos de nosotros es reducir o eliminar nuestra necesidad de medicación. ¿Y cuánto tiempo lleva? Pues depende. Es necesario que tus síntomas desaparezcan antes que la medicación. La Dra. Terry Wahls afirma que la medicación para la presión arterial y para el nivel de azúcar en sangre suelen ser las primeras prescripciones que pueden reducirse. Se tarda más tiempo con la medicación para las enfermedades autoinmunes. Este tipo de enfermedades suele desarrollarse en el organismo muchos años antes de su diagnóstico. Tiene sentido que se tarde cierto tiempo en revertir el proceso. Espera hasta que tus síntomas mejoren antes de hablarlo con tu médico para preguntarle por la posibilidad de reducir la medicación.

Los esteroides están pensados para que los tomes durante cortos periodos, con el objetivo de controlar los brotes autoinmunes, y es buena idea intentar eliminarlos como primera opción una vez que dejes de tener brotes. No obstante, te interesa reducir despacio tu dosis y siempre bajo la supervisión de tu médico para minimizar cualquier posible efecto rebote. Los FARME (fármacos antirreumáticos modificadores de la enfermedad) están diseñados para que los tomes a largo plazo y muchos de ellos se prescriben simultáneamente. Hay quienes han podido quitarse de los FARME totalmente, mientras que otros han sido capaces de reducir su cantidad y dosificación con el paso del tiempo.

Si padeces tiroiditis de Hashimoto o la enfermedad de Addison, puede que necesites seguir tomando medicación. Necesitamos hormonas para que nuestra tiroides y nuestras glándulas suprarrenales funcionen y, cuando nuestras glándulas están dañadas, dejan de producir suficiente cantidad. Algunas personas son diagnosticadas antes de que se produzca demasiado daño y son capaces de permanecer sin medicación (o consiguen dejarla). Otras son diagnosticadas tras muchos años de daño y, por ello, necesitan tomar medicación a largo plazo. Si ese es tu caso, la clave es encontrar la marca y la dosificación correctas que mejor te funcionen.

Por favor, ten en cuenta que no es ninguna humillación tener que medicarse. Las enfermedades autoinmunes son algo muy grave y, aunque los efectos secundarios de la medicación quizá te den miedo, vivir con los síntomas de una enfermedad autoinmune sin tratamiento puede ser aún más terrorífico. Existe un sabio dicho que dice así: «Aspira al progreso, no a la perfección». A veces, el éxito en el AIP se traduce en eliminar la medicación. En otros casos, se trata de una combinación de dieta y medicación, en la que la dieta elimina los síntomas que la medicación por sí sola no puede solucionar. Ambos tipos de éxito son dignos de celebración. Independientemente de todo lo demás, no cambies de medicación sin consultarlo antes con tu médico.

Si tengo un brote, ¿eso significa que el AIP no funciona en mi caso?

Merece la pena volver a repetirlo: curarse lleva su tiempo. Y, de hecho, es bastante normal seguir padeciendo brotes cuando se inicia el AIP. Los brotes son la consecuencia de un sistema inmunitario hiperactivo, y se tarda un tiempo en apaciguarlo. Comprueba si tus brotes se reducen en frecuencia e intensidad. En mi caso, empecé padeciendo insoportables brotes diarios. Poco a poco, se redujeron a unas cuantas veces por semana y, finalmente, a unas cuantas veces al mes. Al mismo tiempo, disminuyó su intensidad y pasaron de ser insoportables a moderados hasta, finalmente, ser suaves. No obstante, transcurrió todo un año hasta que desaparecieron por completo. Si no experimentas ninguna mejoría de tus brotes pasados tres meses, consulta los consejos para la resolución de problemas en el capítulo 26.

¿Cómo encajan los suplementos en el AIP?

El asunto de los suplementos es complicado. Solemos pensar en ellos como un complemento a nuestra salud, pero no siempre es el caso. Sigue estas sencillas normas mientras estés llevando a cabo el AIP:

1. Lee las etiquetas con detenimiento. Muchos suplementos contienen gluten, soja, productos lácteos y otros ingredientes que no están permitidos en el AIP. Puede que hayas eliminado estos alimentos de su dieta y los estés consumiendo sin darte cuenta a través de los suplementos que tomas. Consulta las advertencias sobre alérgenos en el envase y, si no reconoces un ingrediente, búscalo para averiguar de dónde proviene.

2. En lo referente a las vitaminas y los minerales, trata de ingerirlos a través de la comida en lugar de mediante suplementos. La nutrición está diseñada para funcionar en sinergia. Las plantas y las proteínas constituyen una combinación compleja de nutrientes que trabajan conjuntamente para proporcionar a nuestro organismo los componentes fundamentales para darle forma a nuestra salud. Aislar uno de ellos como suplemento y tomarlo de manera independiente puede desestabilizar nuestro organismo. La única excepción es el magnesio, que es difícil de obtener únicamente a través de la alimentación.

3. Estas son las categorías de suplementos que pueden ayudar a aquellas personas que padecen enfermedades autoinmunes: apoyo digestivo, analgésicos, regulación del

sistema inmunitario y apoyo a cualquier órgano afectado por su enfermedad. Colabora con un profesional de la salud que te ayude a seleccionar cuál es el mejor suplemento para ti.

4. En todo caso, introduce únicamente un suplemento cada vez. Aunque nuestro objetivo es que los suplementos sean beneficiosos para nosotros, a veces pueden ser perjudiciales, cuando no tienen ningún efecto en absoluto, cosa que suele ser incluso más común. Si introduces un puñado de suplementos al mismo tiempo y padeces una reacción negativa, no sabrás cuál es el causante. Lo mismo se aplica si experimentas una respuesta positiva: puede que acabes tomando una colección de suplementos que no te hacen nada, sin saber identificar cuál de ellos es útil.

5. No tomes demasiados suplementos. Algunos naturópatas están obsesionados con los suplementos, y mandan a la gente a casa con bolsas del supermercado llenas a rebosar de píldoras. Solo porque sean «naturales» no significa que sean inofensivos. La mayoría de las personas que padecemos enfermedades autoinmunes sufrimos de digestiones alteradas y de vías de desintoxicación deficientes. Eso significa que a nuestro organismo le resulta muy complicado procesar grandes cantidades de píldoras de cualquier tipo. Por esta razón, te conviene elegir con prudencia los pocos suplementos que mejor funcionen en tu caso.

6. La necesidad de suplementos cambia con el tiempo. Aunque ahora mismo necesites uno, eso no significa que vayas a necesitarlo durante toda la vida. A medida que tu organismo se cure, tu digestión mejorará y tu enfermedad autoinmune se revertirá, por lo que tu necesidad de ingerir suplementos cambiará en consecuencia.

¿Puedo adoptar el AIP si soy vegetariano?

La respuesta corta es no. La proteína es un grupo nutricional necesario, y el AIP elimina la mayor parte de fuentes proteínicas de origen vegetal (cereales, soja, huevos, legumbres, lácteos, frutos secos y semillas). Se prescinde de ellas porque suelen irritar la digestión y/o desencadenan síntomas autoinmunes. Además, el AIP es una dieta que se centra en los alimentos ricos en nutrientes y tanto la carne como el pescado y el marisco contienen nutrientes fundamentales que son más biodisponibles que aquellos con los mismos nutrientes hallados en las plantas (como hierro, cinc y las vitaminas A, B12 y D). Asimismo, los ácidos grasos omega 3 hallados en el pescado y el marisco están mucho más biodisponibles que los que se encuentran en las plantas. Muchas personas que llevan mucho tiempo siendo vegetarianas acaban padeciendo deficiencias de estos nutrientes, que son todos ellos fundamentales para recuperarse.

Si te resulta difícil volver a introducir la carne en tu alimentación, tienes que saber que no eres el único. Mucha gente ha recorrido ese mismo camino antes que tú. Terry Wahls fue vegetariana durante 20 años antes de adoptar la dieta paleo por motivos de salud. Muchos de mis amigos AIP que escriben blogs eran veganos. Todos se sintieron considerablemente mejor tras reintroducir la carne y/o el pescado y el marisco en su alimentación.

Dicho esto, sé que no es fácil. Aquí te ofrezco algunos consejos que pueden servirte de ayuda en tu transición:

- El pescado y el marisco son las proteínas más sencillas de digerir, así que suponen una buena elección para empezar. Puedes comenzar el AIP como pescetariano y continuar sin comer carne.

- Si eras vegetariano por motivos éticos, puede que te interese *El mito vegetariano*, un libro que aborda la ética desde la perspectiva opuesta. También puedes tomar decisiones éticas acerca de la carne que comes y seleccionar la carne de animales que hayan sido criados con respeto. Ponte en contacto con los ganaderos de tu zona para conocer sus prácticas ganaderas y adquiere la carne de los mejores.

- Muchas personas que llevan mucho tiempo siendo veganas y vegetarianas cuentan con muy poco jugo gástrico para digerir la comida por completo. Puedes aumentar tu jugo gástrico de forma natural tomándote una cucharada de vinagre de manzana mezclado con una pequeña cantidad de agua antes y/o después de las comidas. Si eso no es suficiente, pregúntale a tu nutricionista sobre los suplementos de ácido clorhídrico.

- Con respecto a la carne, empieza con caldo de carne o caldo de huesos casero. Cuando te sientas cómodo tomando caldo, prepara una sopa con carne y verduras y mézclalo todo para obtener una sopa densa. Cuando te acostumbres a ello, deja de mezclar los ingredientes e ingiere la carne y la verdura en trozos. Una vez superes esa fase, puedes empezar a tomar estofados y carnes cocinadas a fuego lento (como, por ejemplo, estofados preparados en la olla de cocción lenta). La carne cocinada a fuego lento a baja temperatura, en un consomé o en su jugo, es más fácil de digerir que las carnes fritas o a la parrilla. Ese es el tipo de carne que debes introducir al final.

○ Tal vez descubras que eres capaz de hacer la transición rápidamente o puede que tardes varios meses avanzando despacio para llegar a adoptar con comodidad este nuevo tipo de alimentación. Concéntrate en tu salud y tómate el tiempo que sea necesario.

Si abandono el AIP, ¿tendré que empezarlo desde el primer paso?

Por desgracia, sí. Lo siento. Y no lo digo por ser mala persona. El fundamento científico que subyace a la dieta de eliminación es que necesitas evitar los alimentos durante un mínimo de treinta días consecutivos. Esa es la única manera de darle la posibilidad a tu sistema inmunitario de apaciguarse lo suficiente como para comunicar la tolerancia o intolerancia claramente durante las reintroducciones. Si abandonas la dieta, vuelve a ella de inmediato. Mucha gente necesita unos cuantos intentos hasta conseguir adoptar concienzudamente el protocolo. Cuando estés listo, serás capaz de hacerlo.

Si experimentas muchos problemas a causa de esto, consulta el capítulo 16: Cómo no autosabotearse.

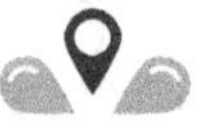

CAPÍTULO 13

COMER EN RESTAURANTES

Durante los 30 primeros días, procura no comer fuera de casa si es posible. La única manera de saber con un 100 % de seguridad lo que estás comiendo es prepararlo tú. En un restaurante, existen una serie de variables: muchos miembros del personal se involucran en la preparación de tu comida y emplearán un amplio abanico de ingredientes. Es fácil que se cometan errores, incluso aunque tus indicaciones estén claras. Aunque en este capítulo compartiré contigo consejos para hacer las mejores elecciones posibles en un restaurante, el AIP es una dieta de eliminación. La única manera de saber si funcionan en tu caso es si te aseguras de evitar de verdad todos los alimentos prohibidos.

Una vez que te sientas cómodo con el AIP y hayas empezado a percibir cierta mejoría, puedes experimentar con los restaurantes. No deben constituir una parte habitual de tu rutina, pero es agradable tener la posibilidad de cenar fuera de vez en cuando. Dependiendo de dónde vivas, puede que realmente cuentes con alguna opción de restaurante paleo. Cada vez son más habituales en algunas grandes ciudades. Google será tu herramienta clave para buscar «paleo» y tu ciudad y ver qué aparece.

Si no hay ningún restaurante paleo disponible y, seamos francos, esa es la situación en la que nos encontramos la mayoría, ¿qué puedes hacer?

- **Paso 1:** Selecciona un restaurante que se centre en los ingredientes frescos y locales siempre que sea posible. No solamente estarás apoyando a los agricultores de tu región, sino que, además, sabrás que en ese restaurante se preocupan por la comida y es muy probable que dispongan de formación acerca de alergias alimentarias y se adaptarán a lo que sea necesario.

- **Paso 2:** Solicita un menú sin gluten. Hay una cantidad sorprendente de especias, salsas y aderezos que contienen gluten. Esto hará que te resulte mucho más fácil decidir qué comer. Si no disponen de menú sin gluten, pregunta qué opciones sin gluten hay disponibles. Trip Advisor puede ser un recurso en Internet muy útil para encontrar restaurantes que cuentan con opciones sin gluten.

- **Paso 3:** Respeta a quienes te sirven. Antes de hacer tu pedido, avisa de que eres un cliente con muchas exigencias, pero que dejarás buenas propinas (y asegúrate de hacerlo). Utiliza la palabra «alergia», porque se la toman en serio. El personal de un restaurante suele ser gente muy ocupada, intenta que tus preguntas sean lo más concisas posible. No trates de explicarles tu enfermedad autoinmune, el AIP o todos y cada uno de los alimentos que no tienes permitido tomar. En su lugar, consulta el menú, elige algo que te parezca que cumple el protocolo y haz unas pocas preguntas para aclararte.

○ **Paso 4:** ¿Cuáles son las opciones adecuadas para el AIP? (1) Ensalada: pide que te pongan extra de carne y extra de aderezo de aceite de oliva y vinagre, y solicita que te quiten los tomates y los pimientos. (2) Una hamburguesa simple sin pan con verdura de acompañamiento. (3) Carne o pescado y marisco a la parrilla con extra de verduras de acompañamiento. (4) Evita todas las opciones del menú que lleven empanados o salsas. (5) Cuando hagas tu pedido, indica que eres celíaco, alérgico a la soja, a los lácteos y a las especias derivadas del pimentón. Pide que le pregunten al chef para ver si lo que has pedido del menú incluye alguna de estas cosas. Siempre es útil llevar encima algún condimento apto para el AIP, como, por ejemplo, una sal con hierbas aromáticas. Por último, pregunta por el tipo de grasa que emplean para cocinar. ¿Cocinan con aceite de oliva o con algún tipo de mantequilla? Si ese es el caso, solicita que utilicen aceite de oliva en su lugar. Si has sido capaz de reintroducir algunos alimentos (véase el capítulo 24), tus opciones de menú seguramente serán más variadas.

Como puedes ver, no es fácil comer en restaurantes si se adopta el AIP. Sin embargo, mucha gente que lleva mucho tiempo en ello cuenta que, al final, han encontrado algún restaurante en su zona en el que los dueños y el personal les conocen y que pueden fiarse de que les servirán la comida en total seguridad. Ese es el objetivo que todos tenemos.

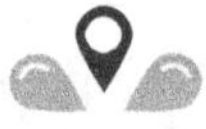

LOS VIAJES Y EL AIP

Una vez que te acostumbres al protocolo autoinmune paleo, tu cocina se convertirá en tu lugar favorito, un espacio en el que te sentirás feliz. Allí es donde siempre podrás encontrar comida segura y deliciosa.

Cuando planificamos un viaje, tendremos que dejar atrás la seguridad de nuestra cocina. «Comida paleo para viajes», como concepto, suena contradictorio porque la comida paleo suele ser casera. Así pues, ¿cómo nos las arreglamos para comer bien fuera de casa? Si no padeces una enfermedad autoinmune, puedes aligerar la dieta mientras viajas, hacerlo lo mejor que puedas y volver a tomar las riendas de la dieta cuando regreses. Sin embargo, si comer los alimentos inadecuados puede provocarte un brote autoinmune, ¿qué se supone que debes hacer? En primer lugar, no dejes que el miedo te impida viajar. Ya sea un viaje de negocios o unas vacaciones con las que lleves años soñando, ¡puedes hacerlo! Lo único que necesitas es un buen plan.

PASO 1: LLEGAR HASTA TU DESTINO

- **Viajar en coche:** Lo mejor de los viajes en coche es que contarás con más espacio para llevar comida encima. Una nevera portátil es un gran aliado. Si solo vas a viajar en coche durante uno o dos días hasta llegar a tu destino, podrás transportar todo lo que necesites. He aquí algunas ideas:

- Alimentos fermentados como col fermentada o kombucha en tarros herméticos.
- Hamburguesas y pollo precocinados.
- Atún, sardinas u ostras en lata. ¡No olvides llevar un abridor!
- Comidas congeladas caseras en porciones individuales.
- Verdura y fruta crudas cortadas previamente.
- Copos de coco y fruta deshidratada.
- Ensaladas en tarros herméticos, aceite de oliva virgen y tu vinagre favorito.
- Chucherías de gelatina y similares, aptas para el AIP, para evitar caer en la tentación de comer caprichos durante el camino.
- Sal marina y tus condimentos favoritos aptos para el AIP.
- Botellas de agua, tazas de viaje y tus infusiones sin gluten favoritas.
- Asegúrate de llevar platos y cubertería también. Si tienes espacio, llévate una olla de cocción lenta, pues te facilitará la tarea a la hora de cocinar cuando llegues a tu destino.
- Aceitunas sin relleno.

- Cortezas de cerdo.
- Embutidos sin solanáceas.
- Chips de fruta y verdura.
- Grasas para cocinar aptas para el AIP.

- **Viajar en avión:** Para trayectos cortos, llevar una comida es suficiente hasta que llegues a tu destino. Para trayectos más largos, puede que necesites varias. Dale prioridad a la comida en el equipaje de mano e incluye una pequeña bolsa de hielo reutilizable para mantener la comida fresca. Como alternativa, puedes congelar la comida y así hará las veces de bolsa de hielo y podrás consumirla cuando se descongele. Tómate los alimentos frescos al principio del viaje y guarda para más adelante la comida que se mantiene fuera de la nevera, como la cecina y el pescado en lata. Consulta la lista anterior para conseguir ideas sobre qué llevar.

PASO 2: ALOJAMIENTO

- **Cocina completa:** Lo ideal es si puedes encontrar y permitirte alojamiento con una cocina completa. En Airbnb.com se ofrecen habitaciones para alquilar en hogares particulares, algunos de los cuales son apartamentos con entrada independiente y casas de huéspedes con cocinas completas. En algunos países, existen aparthoteles en los que todas las habitaciones cuentan con una cocina completa o una minicocina, por lo que también son una opción estupenda. También existe un grupo de Facebook formado por miembros en todo el mundo que siguen el AIP y están dispuestos a alojar huéspedes que estén de viaje: Facebook.com/groups/PaleoAIPhosting. Aunque este es un grupo internacional con miembros de todo el mundo, el inglés es el idioma de comunicación del grupo.

- **Hotel:** Si no te queda más remedio que alojarte en un hotel que ni siquiera tenga una minicocina, selecciona un restaurante en las cercanías (o en el propio hotel) en el que puedas hablar con el encargado y el chef para poder comer de manera segura durante tu estancia. Sigue los consejos del capítulo anterior sobre cómo comer en restaurantes.

- **Con amigos o familia:** Si vas a quedarte en casa de alguien, automáticamente tendrás acceso a la cocina, ¡lo cual es estupendo! La dificultad en este caso reside en lograr un punto de encuentro entre tus propias necesidades alimenticias y las de personas que, muy probablemente, no siguen una dieta paleo. Estos son mis consejos al respecto:
  - Simplifica la conversación sobre la dieta. Diles que has adoptado una dieta especial por motivos de salud y que determinados alimentos empeoran tus síntomas autoinmunes. Por esta razón, no podrás comer lo mismo que ellos.

○ No esperes que adapten su alimentación a tu dieta. En su lugar, planifícate para prepararte tus propias comidas. Pide espacio en la nevera, diles que vas a cocinarte algo sencillo y, después, comparte la mesa y disfruta de su compañía durante las comidas.

○ En ese momento, tu anfitrión puede ofrecerte adaptar sus comidas para incluirte. Si esto sucede, proponle algunas ideas de comidas sencillas que todo el mundo pueda disfrutar. (Prácticamente a todo el mundo le gusta la carne y la verdura). Asegúrate de ayudar en la preparación de la comida, tanto para compartir el trabajo como para garantizar que no se cuelen por accidente en la comida ingredientes que desencadenan la inflamación. De todos modos, no sientas decepción si tu anfitrión no te lo ofrece. Hay quienes sienten que es demasiado intimidante satisfacer las necesidades de una dieta especial. Por suerte, tú eres capaz de cuidarte perfectamente.

○ Procura evitar la contaminación cruzada. Emplea sartenes y tablas de cortar distintas para prepararte la comida y evita utensilios como parrillas que puedan contener residuos de gluten.

○ Un inconveniente de alojarse con amigos y familia es que te rodearán platos de la alimentación estándar que sentirás la tentación de comer, incluso aunque eso te perjudique. En esos momentos, levántate y ve a dar un paseo o haz alguna actividad fuera de casa. Si sabes de antemano que la tentación será incontenible, opta por alojarte en un hotel o en un apartamento de vacaciones.

PASO 3: CÓMO ENCONTRAR COMIDA

Cuando llegues a tu destino, es recomendable que encuentres alguna tienda de alimentación. Normalmente, los productos procesados se almacenan en los pasillos intermedios y la carne, el pescado y el marisco y los productos frescos se exhiben en las paredes exteriores. Haz tu compra a lo largo del perímetro de la tienda y planifica comidas sencillas para tu estancia vacacional. Muchos pueblos y ciudades también cuentan con mercadillos de frutas y verduras. Dependiendo del tamaño del pueblo, puede que abran a diario o una vez por semana. En ellos, podrás encontrar los alimentos más frescos, a veces incluso comprárselos directamente a los agricultores y, en ocasiones, descubrir variedades de productos que no se venden en los supermercados. Por último, si viajas a alguna localidad costera, busca también en los mercados pesqueros de la zona.

PASO 4: CUERPO Y MENTE

○ **No aspires a ser perfeccionista:** No estás en casa, así que no podrás mantener el control total sobre la comida. Acéptalo y dale prioridad a lo que te resulte más importante. Yo no me preocupo por comer comida ecológica cuando viajo. Los aceites refinados no me provocan brotes, así que tampoco les doy importancia. Sin embargo, el gluten, los productos lácteos y las solanáceas me producen mucho dolor rápidamente, así que procuro tener mucho cuidado con todos ellos. Cuanto más conozcamos nuestro organismo, más capacidad tendremos de detectar cuáles son nuestras propias prioridades.

- **Protege tu sueño:** Uno de los factores más importantes de la recuperación autoinmune es lo bien que dormimos (y durante cuántas horas). Viajar pasa factura al sueño: camas diferentes, distintas zonas horarias, muchas actividades nuevas… A nuestros organismos les gusta la rutina, así que esto puede arruinarnos el sueño. No obstante, podemos tomar ciertas medidas para dormir lo mejor posible:

  - Dale prioridad al sueño en tus planes de viaje. Puede que anteriormente hayas sido de esas personas que iban a tomar un vuelo de madrugada o que te levantabas antes del amanecer y te echabas a la carretera para una larga jornada al volante. Ahora, tu cuerpo tiene necesidades diferentes. Si es posible, trata de no viajar demasiado temprano ni demasiado tarde.

  - Llévate cosas que te ayuden a dormir mejor: una almohada que te resulte familiar, una máquina de ruido blanco, un antifaz, tapones para los oídos o una infusión de flor de la pasión que te relaje para bebértela antes de dormir.

○ **Maestros en el arte de la relajación:** ¡Las vacaciones están hechas para la diversión! Prepárate lo mejor que puedas y luego déjate llevar y pásatelo bien. Cuanto más te relajes, mejor te sentirás. Está científicamente demostrado que la relajación desactiva los genes inflamatorios. ¡Disfruta y aprovecha!

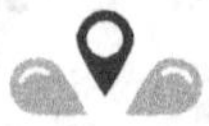

CAPÍTULO 15

LAS FIESTAS Y EL AIP

Las fiestas están pensadas para celebrar cosas muy hermosas: la festividad, el amor, la familia, la amistad, etc. Sin embargo, por el mismo precio, también nos enfrentamos al estrés, la presión y a una tradición culinaria de platos que ya no podremos comer. Y, entonces, ¿cómo sobrevive un guerrero del AIP a fiestas como la Navidad? Podemos planificar las tentaciones y las causas del estrés y haremos lo que sea necesario por fortalecer nuestras reservas y mantener nuestro organismo sin brotes durante toda la temporada de festejos.

Tentación n.º 1 Los dulces navideños: Muchos asociamos determinadas comidas a las fiestas y se nos hace la boca agua solo de pensar en ellas. Pueden ser galletas navideñas, bastones de caramelo, tamales y ponche navideño o turrones, mazapanes y roscón de Reyes. Aunque tengamos prohibido comer las versiones tradicionales de estas recetas, sí podemos buscar o recrear nuestras propias versiones AIP para poder disfrutarlas. En la pirámide nutricional del AIP, los postres se encuentran en la cúspide porque eso supone que corresponden a una pequeña parte de nuestra alimentación: ocasiones especiales en lugar de a diario. Pues bien, las vacaciones navideñas son el momento ideal del año para disfrutar de ellos. Es mucho menos probable que nos demos un atracón con alimentos que pueden hacernos verdadero daño si nos permitimos algunos dulces que no lo harán.

Tentación n.º 2 Las comidas navideñas: Hasta aquí, los dulces. Pero ¿qué hacemos con las comidas en sí, todas ellas compuestas por comida que ya no podrás consumir? Tienes varias opciones:

1. Puedes ofrecerte a organizar y cocinar tú la comida. Esta es la opción más segura en lo tocante a la comida, pero es la más dura en cuanto al gasto de tiempo y energía. Hazlo solamente si sientes que dispones de suficientes reservas de ambas cosas.

2. Dependiendo de tu familia o amigos, puede que estén dispuestos a preparar una comida navideña apta para el AIP. Podéis coordinaros para planificar la comida, ir a la compra y cocinar para el gran día. Es la manera que tienen tus seres queridos de demostrarte cariño y apoyo, y así todos compartiréis el esfuerzo. Incluso puedes pedirles que ese sea el regalo que te hagan por Navidad.

3. También tienes la posibilidad de llevar tú mismo la comida que vayas a consumir. Esta es la solución más sencilla. Solo necesitas preparar la comida para ti. Nadie más tiene que cambiar sus planes por ti. Lo único que debes hacer es calentarte la comida cuando llegues y disfrutar de la compañía de tus allegados en la mesa. No obstante, si te vas a sentir desdichado por ver una mesa repleta de

viandas que no puedes tomar, esa no será la opción más recomendable para ti.

4. Si es un restaurante o un servicio de catering el que prepara la comida, comunica tus necesidades eligiendo el lugar o el menú, o bien hablando con el chef para solicitarle una comida especial para ti.

5. Por último, recibimos muchas invitaciones a lo largo de todas las fiestas; no hay nada de malo en rechazar las que vayan a suponer más estrés que diversión.

Tentación n.º 3 El alcohol: Anticipa tu calendario de compromisos sociales. ¿Se servirá alcohol? En estas situaciones, lleva tu propia bebida, una que sea deliciosa y segura. Puede ser kombucha, sidra navideña, agua con sabor a frutas o cualquier otra cosa que te apetezca. Llevar tu propia bebida responde a dos objetivos: te ayudará a no sentir privación y evitará que los demás te pregunten por qué no bebes. Por regla general, siempre que tengas el vaso lleno, la gente no se dará cuenta de si estás o no bebiendo alcohol.

Causa de estrés n.º 1 El tiempo: Nunca hay suficiente, ¿verdad? Es un sentimiento universal que se intensifica durante la época navideña. El asunto es el siguiente: la duración de nuestro día no va a cambiar, así que la manera de afrontar esta fuente de estrés es aprender a decir que no y a limitar la cantidad de ocupaciones extra que puedes asumir. A veces, eso parece que quede fuera de nuestro control, pero no es cierto. Decir que no se vuelve cada vez más fácil con la práctica, y, si tienes problemas para establecer un orden de prioridades, pídele ayuda a algún amigo que pueda plantearse tu situación con objetividad.

Causa de estrés n.º 2 El dinero: Aunque los festejos navideños en un principio eran una celebración espiritual, se han convertido en una época en la que regalamos sin descanso y solemos obligarnos a hacer regalos con frecuencia extravagantes. Para ello, puede que incluso te resulte necesario buscar un segundo trabajo o contraer una gran deuda, y ambas son cosas que pueden desencadenar un brote autoinmune. Conlleva más reflexión y creatividad regalarle a alguien algo que le encante y que no te cueste mucho dinero, pero es totalmente posible. Empieza ya mismo a pensar en ideas. Está fenomenal crear nuevas expectativas. Si tienes niños, hazles saber que Papá Noel o los Reyes Magos solamente podrán traerles uno o dos regalos que sean los que más ilusión les hagan. Para los miembros adultos de la familia, podéis jugar al amigo invisible e imponer un límite de presupuesto, en lugar de que todo el mundo tenga que comprar regalos para todos. Los niños mayores de la familia pueden hacer lo mismo. Para los amigos, podéis llegar al acuerdo de entregaros tarjetas de felicitación; es la amistad lo que supone un verdadero regalo.

Causa de estrés n.º 3 La familia: Yo quiero a mi familia y estoy segura de que tú también, pero eso no significa que no sepan cómo sacarme de mis casillas. ¿Quiénes son tus familiares más difíciles? ¿Puedes limitar el tiempo que pases con ellos? Cuando estés con ellos, ¿puede acompañarte alguien que amortigüe la situación? Elabora un plan de escape. Cuando notes que te sientes disgustado, planifica cómo cambiar de tema o cómo abandonar la habitación. ¿Puedes darte un paseo? ¿Puedes marcharte a hacer una llamada telefónica a alguien que pueda tranquilizarte? ¿Puedes entrar en alguna estancia tranquila de la casa y, simplemente, respirar hondo? ¿Necesitas inventarte algún tipo de emergencia y marcharte a casa? Algunas familias son más intensas que otras. Haz lo que tengas que hacer para cuidarte.

Aliciente n.º 1 La riqueza nutricional: Cuando la vida se complica y se vuelve más estresante, aquello que comemos cobra aún más importancia porque nos proporciona los nutrientes que necesitamos para gestionar el estrés. Puedes añadir caprichos aptos para el AIP a tu dieta, pero consúmelos junto con la carne y el pescado o el marisco de la mejor calidad que puedas permitirte, muchas verduras, alimentos fermentados, caldo de huesos y casquería y vísceras (que son los alimentos más ricos en nutrientes que existen).

Aliciente n.º 2 El sueño: El sueño está directamente relacionado con la inflamación del cuerpo. Si duermes poco, tus genes inflamatorios se activan y tu sistema inmunitario se pone en modo defensivo. Dale prioridad a dormir entre 8 y 10 horas todas las noches.

Aliciente n.º 3 Planifica tus momentos de diversión: A veces, nos enfrascamos tanto en las obligaciones de los festejos que nos olvidamos que esta debería ser una época del año alegre. Planifica una actividad todas las semanas que te ayude a revitalizarte. Puede que sea hacerte la pedicura o un partido informal de fútbol. Puede ser una batalla de bolas de nieve o una cita con un amigo para tomar el té. No lo consideres como algo opcional. Anótalo con tinta en tu agenda y haz planes con gente que te anime y haga que te sientas mejor cuando estás en su compañía.

Aliciente n.º 4 Tómate un descanso diario: Reserva en tu horario 15 minutos para descansar. ¿Por la mañana antes de que los demás se despierten? ¿O justo después de que los niños se marchen al colegio? ¿O quizás en la pausa del almuerzo en el trabajo? ¿Puedes tomarte 15 minutos cuando llegues a casa, antes de afrontar las tareas pendientes de esa noche? ¿O acaso 15 minutos antes de irte a dormir? Independientemente de lo que decidas, comprométete a dedicarte a ti mismo durante ese rato todos los días y desconéctate temporalmente del mundo exterior. Busca una habitación en la que puedas estar solo en tu casa o sal a la calle. Puedes sencillamente sentarte y respirar. Si eso te provoca nerviosismo, haz algo relajante: tómate un baño, sal de paseo, escucha música relajante o acuéstate durante un rato. Lo importante es que sientas que, en esos momentos, el tiempo es 100 % tuyo y solo tuyo. Y no se trata de egoísmo. Es más bien una regeneración.

El consejo más importante de todos: Aprende a perdonarte. Todos somos humanos y, a veces, cometemos errores. Si incumples tu dieta AIP, perdónate y vuelve a retomarla. No lo utilices como excusa para atiborrarte durante todas las fiestas. Es mucho más sencillo recuperarte de un día de indulgencia que de todo un mes. Concéntrate en la visión de conjunto: tu salud es mucho más valiosa que cualquier tentación a la que hagas frente durante las fiestas.

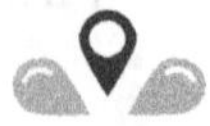

CAPÍTULO 16

CÓMO NO AUTOSABOTEARSE

Hasta ahora, has descubierto qué alimentos intensifican la inflamación y cuáles la atenúan, y ya estás listo para empezar. Eres una persona inteligente y tu organismo te indica cuándo te estás echando a perder, así que será fácil respetar al 100 % este protocolo. ¿Es cierto eso? Cambiar de hábitos, curar nuestro organismo e incluso tomar decisiones sobre la alimentación son todo cosas muy complicadas, y no solamente hay que abordar los aspectos fisiológicos, sino también los psicológicos.

La verdad es que hay ocasiones en las que nos autosaboteamos. Incluso sabiendo que un alimento nos va a provocar un brote autoinmune y, como consecuencia, padeceremos dolores o discapacidad, a veces, nos lo comemos de todas maneras. ¿Y eso por qué? La respuesta no es sencilla, pero voy a compartir contigo algunas posibilidades y ofrecerte las herramientas para que, ojalá, puedas evitar esta tendencia o ponerle freno si ya forma parte de tu vida.

En primer lugar, repasemos algunas de las posibles causas biológicas tras un comportamiento de autosabotaje. La inflamación puede hacernos buscar consuelo en la comida, y quedamos atrapados en un círculo vicioso de inflamación cada vez peor. Determinadas bacterias patógenas de nuestro tubo digestivo tienen preferencia por el azúcar y los carbohidratos refinados como alimento, y esas bacterias afectan a nuestros antojos. Cuanto más consumamos ese tipo de alimentos, más los desearemos. Además, si nos permitimos tomar azúcar o exceso de carbohidratos (como cereales), eso provocará desequilibrios en el nivel de azúcar en sangre que generarán aún más antojos. La deficiencia de vitaminas también puede afectar a la actividad cerebral, lo que puede provocar niebla mental; y ambas cosas son síntomas típicos de las enfermedades autoinmunes. ¿Qué significa todo esto? Cuando empieces por primera vez el AIP, no será raro que todos estos impulsos se pongan en marcha y te provoquen antojos incontenibles. La buena noticia es que, si consigues mantener el control y respetar el protocolo al 100 %, tu organismo se modificará. Tu inflamación disminuirá, tu nivel de azúcar en sangre se equilibrará, tu niebla mental se aclarará y los patógenos intestinales morirán y serán sustituidos por bacterias beneficiosas. Y si te centras en los alimentos ricos en nutrientes, conseguirás resolver tu deficiencia de vitaminas y mejorar tu actividad cerebral, lo que fomentará la toma de buenas decisiones en tu vida en general. Esto significa que tus antojos acabarán por reducirse con el tiempo e incluso terminarán por desaparecer.

No obstante, no es solo mera biología. También hay condicionantes emocionales tras los patrones de autosabotaje y estos son los que requieren que les dediquemos más autorreflexión. La sensación de privación suele ir aparejada a un sentimiento de rebeldía, incluso cuando somos nosotros mismos los que establecemos las normas. Si carecemos de sentido y de objetivos en la vida, puede que nos sintamos «vacíos» y respondamos tratando de llenar ese vacío con comida. Los problemas de la infancia pueden manifestarse en un comportamiento de autosabotaje. Las creencias y pensamientos negativos suelen conducir a decisiones negativas. Si nos sentimos traicionados por nuestro organismo, es posible que queramos «castigarlo». El miedo al cambio también puede ser fuente de autosabotaje, incluso el miedo al bienestar si hemos pasado enfermos mucho tiempo. Por último, a veces preferimos «encajar» a cuidarnos. Las dietas curativas son algo totalmente alejado de los usos y costumbres más establecidos, y nuestra familia y amigos suelen tratar de tentarnos para que abandonemos la dieta. Creo que a ninguno nos cuesta identificarnos con algunos de estos desencadenantes, y a muchos de nosotros nos resultan familiares todos ellos. ¿Qué hacemos entonces para afrontarlos? Incluso si no te dedicas a escribir, llevar un diario puede ser de muchísima ayuda. Explora algunos de estos interrogantes escribiendo sobre ellos y analiza qué respuestas encuentras. También puedes hablar de estos problemas con un buen amigo o, aún mejor, con un terapeuta. A veces, sacar a la luz estos desencadenantes —fuera del subconsciente y siendo plenamente conscientes de ellos— nos permite detenernos justo en el momento exacto en el que se produce esa emoción y así tomar una decisión diferente. La investigación incluso demuestra que, con solo ponerle nombre a una emoción, eliminamos el poder que ejerce sobre nosotros.

Aparte de mantenerte fiel al protocolo hasta que te pase el antojo correspondiente y ser consciente de tus propios factores desencadenantes personales, ¿qué más puedes hacer para romper el patrón de autosabotaje en tu vida (que normalmente abarca mucho más que simples decisiones alimentarias)? Aquí te presento diez herramientas para enriquecer tu amor propio y tus cuidados personales, que pueden ayudarte a sobreponerte al autosabotaje:

1. **Escribe una lista de actividades que te tranquilicen,** que puedas poner en práctica en lugar de consumir comida poco saludable (u optar por hábitos de estilo de vida nocivos para la salud). Coloca la lista en algún lugar en el que puedas verla todos los días.

2. **Elabora un tablero de metas:**—un *collage*, compuesto por un conjunto de fotografías, imágenes o mensajes que representen lo que deseas conseguir en la vida. ¿Cómo te gustaría sentirte? ¿Qué capacidades querrías recobrar? ¿Qué actividades desearías ser capaz de practicar de nuevo? Consulta este tablero todos los días para sentar las bases de un estilo de vida saludable.

3. **Asegúrate de ingerir suficientes grasas y proteínas** a lo largo del día para mantener tu nivel de azúcar en sangre equilibrado.

4. **Además de redactar un diario, puede que un diario de sueños o un diario de terapia artística te ayuden**

a comprenderte mejor. También es una idea maravillosa hacerlo cuando tengas un impulso de autosabotaje. Te proporcionará algo que hacer diferente en ese preciso instante.

5. **Presta atención a tus pensamientos y creencias,** y haz un esfuerzo por modificar las percepciones negativas y convertirlas en algo positivo. Esto se denomina desarrollo de la conciencia plena o *mindfulness*. Con mucha frecuencia, nuestras apreciaciones sobre nosotros mismos son crueles y decimos de nosotros mismos cosas que jamás diríamos de los demás. Cuando te escuches criticándote, respira profundamente un par de veces y di algo afectuoso o constructivo en su lugar.

6. **Busca una red de apoyo para tomar decisiones buenas para tu salud.** Presta atención a quienes de entre tus familiares y amigos te ofrecen su apoyo y pasa más tiempo con ellos. En el capítulo 17, te ofreceré consejos para desarrollar esa red de apoyo.

7. **Pon en práctica la asertividad cuando alguien te presione** a tomar una decisión que pueda perjudicar a tu organismo. Cuanto más cómodos nos sintamos con nuestras decisiones, menos las cuestionarán los demás.

8. **¿Has oído hablar alguna vez del tapping o técnica de liberación emocional (EFT)?** Es una sencilla técnica que une cuerpo y mente y que puede ayudarte a superar el impulso de autosabotaje. Es una combinación de

toques sobre determinados puntos del cuerpo unidos a afirmaciones verbales. Puede que te parezca tonto la primera vez que lo hagas, pero funciona increíblemente bien. Este es un enlace a un vídeo explicativo en español: https://youtu.be/fEWmWswbe1s

9. **Analiza tu tendencia a la hora de adoptar hábitos.** En su libro *Mejor que nunca*, la autora Gretchen Rubin describe una teoría llamada «Las cuatro tendencias», según la que todos pertenecemos a uno de cuatro tipos de personalidades en relación con nuestros hábitos y, si sabemos a cuál pertenecemos, podremos optar por estrategias de salud que funcionen en nuestro caso.

10. **Aprende a perdonarte por tus errores.** Este es el acto de amor propio definitivo. Si tienes un desliz, vuelve a subirte inmediatamente al tren del AIP. No lo utilices como una excusa para seguir tomando decisiones perjudiciales. Es mucho más sencillo recuperarte de un solo error que de muchos, y tú te mereces sentirte bien y curarte.

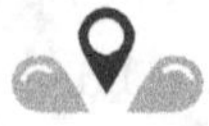

CAPÍTULO 17

CÓMO CONSEGUIR APOYO

Revertir una enfermedad autoinmune mediante un cambio de dieta y de estilo de vida es algo que nadie puede hacer por nosotros. Nosotros somos los que decidimos la comida que comemos, la hora a la que nos vamos a dormir, cuánto nos esforzamos o si nos tomamos tiempo para desestresarnos. Y, sin embargo, no transitamos por el mundo en soledad. Estamos rodeados de amigos, familia y compañeros de trabajo que constituyen poderosas influencias en nuestras vidas. Es mucho más sencillo mantener el rumbo adecuado hacia la curación si nos apoyan otras personas, en lugar de que nos obstaculicen. Así pues, ¿cómo conseguimos ese apoyo? Estos son mis consejos:

1. **Valora lo suficiente tu salud como para pedir lo que necesites:** A la hora de revertir una enfermedad auto-inmune, lo primero somos nosotros. Esto puede resultar muy antinatural para mucha gente. Tenemos costumbre de cuidar de los demás, a menudo a expensas de nuestra propia salud. Al padecer una enfermedad autoinmune, nuestro organismo está en crisis y necesitamos hacer todo

lo que sea necesario para curarnos. Este es un momento en el que tenemos que cuidar nuestro amor propio y nuestros mecanismos de autodefensa, no es momento de hacer sacrificios personales.

2. **Empieza por tu propio hogar:** Si es posible, adapta tu domicilio a las necesidades de tu dieta curativa. En el capítulo 9 te proporciono instrucciones detalladas sobre cómo conseguir una cocina apta para el AIP. Puede que te parezca descabellado pedírselo a tu familia, pero no lo es. Las enfermedades autoinmunes tienen una intensa repercusión tanto sobre la familia como sobre la persona que está enferma. Que tú te cures beneficiará a todos. La investigación de Terry Wahls revela que las personas que residen en hogares que solamente contienen alimentos aptos para el AIP gozan de un índice de éxito mucho mayor que aquellas personas que no.

3. **Ojos que no ven, corazón que no siente:** Esto no significa que todos los miembros de tu familia tengan que comer exactamente lo mismo que tú. Tus familiares pueden comer lo que deseen cuando no estén en tu presencia; pídeles sencillamente que procuren no comer comida «prohibida» delante de ti.

4. **Sirve comida deliciosa:** El AIP principalmente se elabora con carne y verduras bien preparadas. No se trata de comida de aspecto o sabor raro. Una vez que tu familia

comprenda lo deliciosa que puede ser esta comida, es mucho menos probable que pongan objeciones a consumirla de cena.

5. **Haz que tus amigos sean partícipes de los cambios:** Es muy común que socialicemos con nuestros amigos compartiendo con ellos comida, por lo que un cambio en tu alimentación de hecho cambiará la naturaleza de tus amistades. Puede que no te sientas igual de cómodo saliendo a comer a restaurantes tan a menudo, y salir a tomar una cerveza puede que se convierta en una experiencia del todo menos agradable si ya no puedes hacerlo. El primer paso es mantener con tus amigos una conversación sincera. Explícales cómo te hace sentir tu enfermedad autoinmune y que, con esta dieta, tienes posibilidades de sentirte infinitamente mejor. Si tus amigos te aprecian, desearán que te cures. Diles que su apoyo significa mucho para ti. Haz un esfuerzo por no ser proselitista; con frecuencia, nos reflejamos en la gente que comparte nuestra vida, voluntaria o involuntariamente, y puede que tus amigos piensen que les estás juzgando. Explícales que esto solamente tiene que ver contigo, no con ellos, y que no vas a intentar cambiarlos. Por último, intenta pensar en nuevas maneras de pasar el tiempo con ellos. Podéis salir de paseo, quedar a tomar el té, ir a un partido, visitar una galería de arte o puedes invitarlos a tu casa a comer, a ver una película o a jugar a las cartas. Hay

muchas maneras de pasar el tiempo con aquellas personas a las que queremos sin que estemos rodeados de comida que no podemos consumir.

6. **Deja que tu recuperación hable por ti:** Si, al principio, tus allegados no se muestran comprensivos, suelen cambiar de actitud cuando ven cómo mejora tu salud. Seamos sinceros, la gente suele mostrarse escéptica al principio con toda esta idea de lo paleo. Aunque resulta lógico que la alimentación y el estilo de vida tienen un enorme impacto sobre nuestra salud, eso no es precisamente lo que vende la publicidad en televisión, y, culturalmente, no es así como nos han educado. Cuando le conté a mi madre mis planes para revertir mi artritis reumatoide mediante una dieta, se echó a reír a carcajadas. Pensó que me había vuelto loca. Pero cuando vio que funcionaba, me ofreció su apoyo al 100 %. Ahora, cuando voy a visitarla, cocinamos juntas platos aptos para el AIP para toda la familia. Lo mismo puede suceder con tu familia y amigos, así que, si tu recuperación no es visible, asegúrate de hablar de ello con la gente con la que compartes tu vida.

7. **Sé coherente:** La gente solamente se tomará en serio tu dieta si tú haces lo propio. Si alguien te ofrece un alimento que te produce inflamación y te dice: «¡Venga! ¡Solo un bocado! Un bocadito de nada no hace daño a nadie», y tú le haces caso, continuarán intentando tentarte. ¿Por qué? Porque habrás demostrado con ello que tu dieta es

flexible. Esa es la parte difícil: emprender el camino de la curación cuando hay gente en tu vida que todavía no es comprensiva al 100 %. Reúne toda la fuerza de voluntad de la que dispongas para decir que no. Si puedes evitar a este tipo de personas, hazlo y, en su lugar, pasa el tiempo con aquellos que te apoyen en tus decisiones.

8. **Haz nuevos amigos:** Si ninguna de las personas que te rodean se muestra comprensiva, es imprescindible que encuentres nuevos apoyos en otra parte. Por suerte, existe una comunidad internacional al alcance de tu mano. Si tienes Facebook, puedes unirte a <u>Episalud</u> y <u>AIP Spain – Protocolo Paleo Autoinmune España</u>.

9. **El entorno laboral:** Llevarte tu propia comida para almorzar garantiza tus necesidades diarias, pero, de vez en cuando, se celebrarán cenas de empresa o reuniones que representarán una mayor dificultad. Para las cenas, averigua si puedes ayudar a organizarlas, eligiendo el restaurante o a alguna empresa de catering de confianza. Lo ideal es que tu trabajo dependa de tus contribuciones laborales y no de tu alimentación. Aun así, habrá gente que te preguntará. A menudo, lo más sencillo es ofrecer respuestas lo más genéricas posible: «Me han prescrito una dieta por motivos de salud». Solamente aquellas personas verdaderamente interesadas te harán más preguntas, y podrás decidir cuánto deseas compartir con ellos.

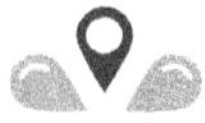

¿QUÉ SON LOS RITMOS CIRCADIANOS?

Los ritmos circadianos afectan a todos los aspectos de la salud, desde el equilibrio hormonal y el metabolismo, pasando por nuestra capacidad de dormir bien por las noches y, lo que es más importante, nuestra capacidad de curación. ¿En qué consisten? En pocas palabras, constituyen el reloj interno de nuestro organismo: un mecanismo complejo que avisa a nuestro cerebro de cuándo es de día y cuándo de noche. Puede que pienses que esto es bastante obvio y, en la antigüedad, está claro que lo era. En un pasado muy lejano, pasábamos el día en el exterior, expuestos tanto al amanecer como a la puesta de sol, y no existía la electricidad que llevara a nuestro organismo a pensar que los días podían durar eternamente. En cambio, nosotros pasamos el tiempo dentro de casa, expuestos a una constante luz azul que imita la del sol tanto de día como de noche. Y, después, nos resulta sorprendente experimentar dificultad para conciliar el sueño o para dormir profundamente.

¿Cómo afecta esto a las enfermedades autoinmunes? Existen muchos factores, pero empecemos con el sueño. Sarah Ballantyne recomienda que durmamos todas las noches entre 8 y 9 horas. Antes de que respondas: «¡Yo no puedo permitírmelo!», piensa lo siguiente: solo desde hace muy poco dormimos menos, en gran parte, debido a que pasamos el tiempo delante del ordenador o la computadora o viendo la televisión (ambas cosas emiten luz azul, lo que se suma por partida doble a nuestros problemas de sueño).

¿Por qué es tan importante el sueño? Es el momento en el que nuestro organismo se autorepara. Si lo que pretendemos es curarnos, necesitamos proporcionarle al organismo el tiempo y las herramientas necesarias para hacer su tarea. Hay estudios que demuestran que la falta de sueño aumenta la inflamación y hace que el sistema inmunitario se ponga en modo defensivo: es decir, la fórmula perfecta para la autoinmunidad. Y aunque nos creamos que podemos «recuperar el sueño perdido» con unas cuantas horas extra aquí y allá, el asunto no funciona así. Aunque, de hecho, nos sintamos más descansados, los genes que controlan la inflamación permanecen activados. Dormir entre 8 y 9 horas todas las noches es lo que hace falta para mantener esos genes desactivados.

Mucha gente padece insomnio. El primer paso para curarlo es corregir sus ritmos circadianos, proporcionándole al organismo las claves que necesita para reconocer el día de la noche:

- Sal al exterior durante el día y expón tu cuerpo a la luz natural. Lo ideal es hacerlo a primera hora de la mañana. Es útil incluso aunque solo sean 15 minutos.
- Trabaja, mantén relaciones sociales, haz ejercicio e ingiere tus comidas más importantes durante el día. Ese

es el momento en el que se supone que debemos estar activos.

- Limita el tiempo que pasas frente a pantallas durante la noche, apaga la televisión, los teléfonos o celulares y los ordenadores o computadoras unas horas antes de irte a dormir. Si no puedes hacerlo, al menos, trata de utilizar gafas con lentes ionizadas o ámbar para bloquear la estimulación de la luz azul. También existen programas gratuitos disponibles que ponen en ámbar la luz de la pantalla de tu ordenador o computadora después de la puesta de sol, de Justgetflux.com.

- Comienza a prepararte para meterte en la cama una hora antes. Dedícate a algo relajante para tranquilizarte: lee un libro, date un baño, pasa un rato en familia, medita, etc.

- Mantén un horario fijo de sueño. A nuestros organismos les gusta la rutina, y a los adultos les favorece tener una hora de dormir y una hora de despertarse, igual que los niños.

- Convierte tu dormitorio en un santuario del sueño. No permitas la entrada de teléfonos, celulares o televisiones en él. Mantenlo a una temperatura agradable. Utiliza una máquina de ruido blanco para bloquear los sonidos externos y cortinas oscurecedoras según sea necesario que no dejen pasar la luz exterior.

- Si el dolor te despierta por las noches, utilizar una almohada corporal puede ayudarte. Abrázala para que te sostenga los hombros y coloca el otro extremo u otra almohada entre las rodillas para reducir la tensión de la espalda y las caderas.

- Si experimentas dificultades para conciliar el sueño y para mantenerte dormido, no te agobies. Eso no hace más que empeorar el problema. En su lugar, sigue los pasos descritos hasta ahora y convéncete de que las cosas mejorarán con el tiempo. Mientras tanto, descansa en la cama, incluso aunque no duermas. Hacerlo sigue siendo beneficioso. Si tienes que levantarte, no enciendas ninguna pantalla y haz algo relajante hasta que vuelvas a quedarte dormido.

Nuestros ritmos circadianos no afectan solamente al sueño. También tienen que ver con nuestro estado de salud en general. Ya lo avancé al principio de este capítulo: estos ritmos también influyen en el equilibrio hormonal y el metabolismo. Las hormonas afectan directamente a los síntomas autoinmunes, por eso, muchas mujeres son diagnosticadas de enfermedades autoinmunes tras un gran cambio hormonal, como la menopausia o después de haber tenido un bebé. También esta es la razón de que algunas mujeres experimenten un aumento de los síntomas durante su ciclo menstrual. Esas son hormonas sexuales, pero hay otras hormonas que también afectan a la autoinmunidad, como el cortisol, la hormona del estrés. A quienes se les desequilibra suelen padecer de fatiga adrenal, por lo que se sienten agotados durante el día y exaltados e incapaces de dormir por las noches. Equilibrar nuestros ritmos circadianos contribuye al equilibrio de todas nuestras hormonas, aliviando con ello nuestros síntomas autoinmunes (en lugar de intensificarlos).

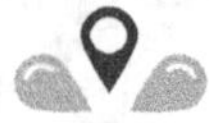

CAPÍTULO 19

UNA DESINTOXICACIÓN SUAVE

Vivimos en un mundo en el que nos asaltan a diario la contaminación del aire y el agua, los productos químicos que están en todas partes, desde los alimentos hasta el mobiliario, y el plástico es tan abundante que ahora aparece incluso en nuestro torrente circulatorio. Nuestro organismo cuenta con rutas de desintoxicación, pero está desbordado por la vida moderna. Más de 80 000 productos químicos nuevos han sido liberados al mundo desde la Revolución Industrial hace 150 años, y la mayor parte fueron creados en el último medio siglo. Estos productos químicos nunca han sido sometidos a pruebas para analizar a fondo sus efectos en nuestro organismo o el medio ambiente. Le estamos pidiendo a nuestro organismo que desintoxique muchísimo más de lo que su propio diseño le permite gestionar.

Así pues, ¿cómo fomentamos nuestra capacidad de desintoxicación? El primer paso es limitar la cantidad de toxinas que entran en nuestro organismo examinando detenidamente los productos que compramos. El segundo paso es aumentar poco a poco la capacidad de nuestro organismo para purificarse de las toxinas que ya hayamos acumulado. Afortunadamente, el protocolo autoinmune nos proporciona un buen punto de partida. Ya en el capítulo 6, mencioné que la carne de casquería contiene entre 10 y 100 veces más nutrientes que las carnes de músculo, y que dichos nutrientes facilitan que nuestro organismo se desintoxique. Esa es una de las razones por las que la casquería constituye una parte tan importante de esta dieta. Por otra parte, las verduras impulsan también ese proceso, especialmente las que son ricas en azufre como la coliflor, la col rizada (kale), las cebollas, el ajo, los champiñones, la col repollo, el brócoli y los espárragos. Terry Wahls recomienda que tomemos verdura de este tipo todos los días.

No recomiendo tomar suplementos desintoxicantes o protocolos de quelación junto con el AIP. Existen dos fases en la desintoxicación del hígado. La primera fase libera la toxina y la segunda la desactiva. Mucha gente tiene dificultades con la segunda fase. Si las toxinas se liberan, pero no se desactivan ni se excretan, serán más peligrosas que cuando estaban almacenadas inertes en el organismo. Esa es la razón por la que mucha gente se siente mal después de un protocolo de desintoxicación agresivo. Básicamente, te estás envenenando con tus propias toxinas liberadas. Es mucho mejor desintoxicar despacio, a un ritmo que tu organismo pueda asumir. Una dieta del AIP rica en nutrientes ayuda internamente, y existen tres métodos suaves que puedes aplicar externamente para contribuir a este proceso:

- **Sales de baño de magnesio:** Estas sales de baño no solo son relajantes y funcionan fenomenal para la reducción del estrés, sino que también aumentan el sulfato del organismo de manera similar a las verduras ricas en azufre. No existe una regla fija sobre la cantidad de sales de magnesio que hay que añadir al baño. Empieza con una taza y comprueba cómo reacciona tu cuerpo. Si te deja fuera de combate, utiliza menos la vez siguiente. Si no te resulta lo suficientemente relajante, utiliza más.

○ **Exfoliación con cepillo seco:** Esta sencilla técnica estimula el flujo sanguíneo y linfático por todo el cuerpo. Nuestro sistema linfático es paralelo al circulatorio. Allá donde la sangre aporta nutrientes a las células, el sistema linfático contribuye a purificar los restos de toxinas de los procesos celulares y a la recuperación de enfermedades. Utiliza un cepillo de cerdas firmes, de fibra natural y con una empuñadura larga. Pásatelo suavemente por todo el cuerpo en dirección al corazón. Un momento ideal para hacerlo es antes de ducharte.

○ **Saunas:** Sudar es otro potente método desintoxicante, eficaz para eliminar los metales pesados, los disolventes y los plásticos de nuestro organismo. Las saunas son un método fantástico de sudar a un ritmo mayor que de ninguna otra manera. Es uno de los protocolos desintoxicantes favoritos de Terry Wahls. Dicho esto, algunas enfermedades autoinmunes tienen como síntoma la intolerancia al calor. Si ese es tu caso, espera hasta que se te haya pasado ese síntoma y utiliza la sauna progresivamente. La propia Terry padecía ese síntoma, pero ahora tolera las saunas perfectamente.

Por lo tanto, existen métodos para eliminar las toxinas que ya tenemos dentro del cuerpo, pero ¿cómo podemos reducir nuestra exposición a las toxinas desde un primer momento? Mira bien los productos que compras y utilizas en tu hogar, tanto productos de belleza e higiene como los productos de limpieza. Muchos de ellos contienen los componentes químicos tóxicos mencionados al principio de este capítulo.

En todo caso, no son necesarios todos los productos que compramos. Sencillamente, las compañías de marketing nos han convencido de que sí los necesitamos. Yo, por ejemplo, limpio toda mi casa con vinagre, bicarbonato sódico y un detergente para platos suave. Esos son los únicos productos de limpieza que poseo. También he reducido enormemente los productos de belleza y de higiene. He adoptado el método de limpieza de cutis con aceite (busca las instrucciones en Internet). Utilizo Primal Pit Paste como desodorante, que no es más que aceite de coco, bicarbonato sódico y aceites esenciales de lavanda. Y me lavo los dientes con bicarbonato sódico. Mi cuerpo me agradece todos estos cambios.

Presta atención a las grandes compras también. Por ejemplo, los muebles modernos están llenos de componentes químicos como productos ignífugos y formaldehído. Los muebles antiguos (o usados) son opciones más seguras porque ya han tenido la posibilidad de descargarse de gas. Si pintas o remodelas tu hogar, opta por pinturas y barnices bajos en compuestos orgánicos volátiles y selecciona materiales de construcción que sean seguros para el medio ambiente. Llena tu casa de plantas: son filtros de aire naturales, y abre las ventanas con frecuencia para ventilar. Plantéate comprar un filtro de agua también, especialmente si resides en una población en la que se purifique el agua con mucho cloro. ¿Sabías que la mayoría de las reservas de agua contienen residuos de medicamentos: cualquier cosa desde hormonas anticonceptivas hasta ibuprofeno? Un filtro de ósmosis inversa es el que elimina este tipo de productos farmacéuticos. Por último, limita la cantidad de plástico en tu vida. Como mínimo, no cocines ni calientes los alimentos en plástico (ni sartenes antiadherentes), que provocan una transferencia de partículas de plástico a tu comida.

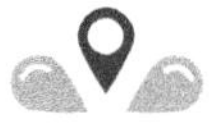

CAPÍTULO 20

DISMINUCIÓN DEL ESTRÉS

¡El estrés! Su importancia ligada a la salud ha ocupado los titulares de los periódicos durante lustros. Todos experimentamos estrés diariamente en dosis saludables y algunos días (quizá la mayor parte de los días) en cantidades nocivas. Incluso en esa situación, no solemos reconocer la influencia que tiene en nuestras vidas. La verdad es que el estrés afecta a las enfermedades autoinmunes tanto como la dieta, sino más. No puedes ignorar esto a la hora de curarte. Hay todo un campo de la ciencia llamado psiconeuroinmunología. Es una palabra muy larga, pero básicamente significa que nuestros pensamientos y emociones influyen en nuestro sistema inmunitario. Ya sé que suena metafísico, pero tiene un fundamento científico. Existe un libro estupendo de Donna Jackson Nakazawa titulado *The Last Best Cure* (por desgracia, solo está disponible en inglés). En él, la autora da detalles sobre los fundamentos científicos subyacentes y también lleva a cabo un experimento personal. A lo largo de un año, incorpora la meditación de la atención plena o *mindfulness*, yoga y acupuntura a su vida y, posteriormente, analiza la influencia que han tenido en sus síntomas autoinmunes. Los resultados son asombrosos. Te animo a que pongas en práctica algún experimento similar. Aquí te propongo diez maneras de reducir el estrés. Incorpora algunas de estas técnicas a tu vida diaria:

1. **Sentarse a meditar:** Esta modalidad de meditación intimida a mucha gente. Nos imaginamos a monjes sentados inmóviles durante horas con la mente en blanco y creemos que nosotros intentaríamos infructuosamente sentarnos sin movernos, con la mente funcionando a mil por hora. Pensamos que no somos como monjes. Y la verdad es que, si se es humano, se piensa, e incluso los monjes desarrollan pensamientos durante la meditación. La clave está en evitar seguir esos pensamientos. Es fácil: percíbelos y déjalos pasar. Hay algunos trucos para hacer que esto sea más sencillo. Uno de ellos es concentrarse en la respiración y ocupar por completo tu mente pensando en ella. Otro es recitar un mantra. «Om» es el clásico, que significa «el sonido del universo». También puedes concentrarte en las palabras «amor», «salud» o «paz». Aunque sentarse en silencio pueda resultar relajante para algunas personas, también puedes escuchar música suave mientras meditas. Un método estupendo para principiantes es la meditación con visualización guiada. En YouTube hay una lista de música para meditación con instrucciones español: http://bit.ly/medidation.

2. **Meditación en movimiento:** No tienes por qué sentarte inmóvil para experimentar los beneficios de la meditación. El yoga, el tai chi y el qigong son formas

de meditación en movimiento, en las que tomarás conciencia del cuerpo, de la respiración y de la energía que fluye por tu cuerpo. Puedes incluso practicar meditación caminando. Sal al aire libre y camina despacio, despejando tus sentidos. Siente la tierra bajo los pies, la sensación de tus pies a medida que pisan el suelo, los sonidos que te rodean, la luz del sol (o de la luna) allá en lo alto, la sensación del aire que te acaricia la piel. A continuación, concéntrate en tu interior. Poco a poco, repasa todas las partes de tu cuerpo: tobillos, espinillas, pantorrillas, rodillas, muslos, caderas, pelvis, espalda, pecho, hombros, brazos, cuello y cabeza. Cuando percibas tensión en algún lugar del cuerpo, libérala.

3. ***Mindfulness* o atención plena – vivir el presente:** La mayor parte del tiempo no estamos «aquí y ahora». Nuestros pensamientos completan nuestra conciencia y pasamos la mayor parte del tiempo en el pasado o en el futuro: preocupándonos, planificando, obsesionándonos o recordando, y el estrés proviene de todo ello. La práctica del *mindfulness* o atención plena consiste sencillamente en sintonizar con el momento actual. Puedes convertir cualquier actividad en una práctica de atención plena: (1) Alimentación consciente: Siéntate a la mesa sin distracciones (sin televisión, ni libros, ni el teléfono móvil o celular ni ningún tipo de conversación). En su lugar, respira hondo, relájate y concén-

trate únicamente en la comida que vas a ingerir. ¿Cuál es su textura y sabor? ¿Qué sensación te produce al tocarte la lengua? Presta atención a cada bocado. Puede ser una experiencia maravillosa. (2) Meditación mientras friegas los platos: Al hacer una dieta curativa, hay que fregar muchos platos. Siente el agua caliente resbalándote por las manos. Contempla la vajilla a medida que la vas limpiando. ¿Distingues alguna traza en el agua? ¿Brillan los platos? ¿El agua caliente despide vapor? Es sorprendente, pero la belleza reside en cualquier lugar cuando conseguimos estar presentes de verdad.

4. **Tómate un día sin dispositivos electrónicos:** ¿Te has percatado de que tu capacidad de concentración últimamente es muy corta? ¿De que no te puedes sentar sin moverte, de que te falta concentración, de que te aburres fácilmente, de que te sientes impaciente todo el tiempo, de que te irritas con facilidad? Estos son todos efectos directos del constante uso intermitente de dispositivos electrónicos tanto de día como de noche. En esta categoría se incluyen tanto teléfonos móviles y celulares como tablets y ordenadores o computadoras de escritorio. En parte se debe a cómo los usamos: durante pequeños fragmentos de tiempo cada pocos minutos a lo largo del día. Y en parte también es por la luz azul que emiten por la noche y que sobreestimula nuestro cerebro y nuestro organismo, algo de lo que ya hemos

hablado en el capítulo de los ritmos circadianos. Prueba a estar 24 horas sin utilizar ni un solo dispositivo informático. Si esto te resulta agobiante, empieza por 8 horas. Te doy un consejo: mantén un cuaderno cerca y cuando sientas la compulsión de enviar un correo electrónico, publicar algo en las redes sociales o buscar algo en Internet, anótalo. Lo puedes hacer mañana. A medida que transcurren las horas, también pasan las compulsiones, y notarás una profunda relajación que probablemente no hayas sentido en muchísimo tiempo. Esta profunda sensación de paz es increíblemente curativa. Es extraordinario pensar que apenas hace unas décadas, en nuestro pasado sin dispositivos electrónicos, nos sentíamos así la mayor parte del tiempo.

5. **Sal al aire libre y ve a algún lugar hermoso:** En la vida moderna, es fácil olvidar que los seres humanos evolucionamos para vivir al aire libre, ¡y que lo echamos de menos! Hay estudios científicos que demuestran que pasar tiempo en la naturaleza no solo disminuye las sustancias químicas que producen el estrés en el organismo, sino que también alivia la depresión, mejora la capacidad de concentración y fortalece el sistema inmunitario.

6. **Dedica tu tiempo a desarrollar la creatividad:** El arte no es solo para los artistas y los niños. Todos albergamos creatividad en nuestro interior y, si nos damos tiempo para expresarla, puede resultar tanto relajante como

rejuvenecedor. Puede ser tan fácil como disfrutar de un libro para colorear para adultos o llevar un diario de mandalas. Puedes salir al aire libre con tu cámara de fotos durante una hora y hacer fotografías de cualquier cosa que te llame la atención. O puedes hacer algo más formal, como apuntarte a una clase de pintura o de escultura. Además, existen muchas otras expresiones artísticas aparte de la visual: la música, el baile, la escritura, la poesía, el teatro… incluso cocinar puede ser una forma de arte si nos permitimos jugar y disfrutar con el proceso. Independientemente de si desempeñas alguna actividad formal o informal, encuentra una vía de escape que libere tu alma.

7. **Aprende a decir que no:** Esto es algo fundamental para la disminución del estrés, porque hay un número limitado de horas en el día y, si padeces una enfermedad autoinmune, normalmente contarás con reservas limitadas de energía. Si tienes que añadir una dieta curativa y un cambio de estilo de vida que requieren un mayor compromiso de tiempo tanto para cocinar como para dormir, a algo tendrás que renunciar. Decir que no es algo que resulta muy antinatural para algunas personas y, si ese es tu caso, es hora de empezar a practicar. Reflexiona detenidamente sobre tu vida y analiza a qué responsabilidades puedes renunciar o traspasárselas a otras personas. Si consideras que no puedes renunciar a

nada, háblalo con un amigo que pueda analizar tu situación objetivamente y que te ayude a poner en orden tus prioridades.

8. **El Trabajo de Byron Katie:** A veces, tenemos que hacer un enorme esfuerzo por dejar a un lado los pensamientos negativos. Los acallamos durante un rato, pero entonces regresan a nuestra mente con sed de venganza. Byron Katie ha desarrollado un sencillo método para poner patas arriba estos pensamientos. Lo llama «El Trabajo» e implica que cuestionemos nuestros pensamientos y analicemos si lo contrario también es cierto. Esto puede sorprenderte, pero siempre existe una verdad complementaria y, una vez que seas capaz de verla, el pensamiento negativo pierde el poder que ejerce sobre ti. Esta es una cita de Katie: «No tienes que creer lo que tus pensamientos te dicen. Simplemente familiarízate con los pensamientos específicos que empleas para privarte de la felicidad. Al principio, puede resultarte extraño empezar a conocerte de esta forma, pero familiarizarte con tus pensamientos estresantes te enseñará el camino de vuelta a conseguir todo lo que necesitas». Para más información, visita la página: http://thework.com/sites/thework/espanol/

9. **Asistencia profesional:** En *The Last Best Cure*, la mayor parte de las técnicas de disminución del estrés que la autora puso en práctica las aplicó de manera indepen-

diente, pero sí añadió acupuntura profesional hacia el final de su experimento de un año, y le encantó. Sintió que, de inmediato, la sumía en un estado meditativo. Si te lo puedes permitir, date el gusto de contratar cuidados personales profesionales que te ayuden a relajarte. La acupuntura es un método, pero existen muchos otros tipos de terapias físicas: masaje terapéutico, terapia con drenajes linfáticos, terapia craneosacral, reiki, liberación miofascial, etc. y todas ellas pueden promover la recuperación de la salud. Además, también hay un momento y un lugar para el asesoramiento psicológico. Convivir con una enfermedad autoinmune es estresante de por sí, y existen estudios científicos que también demuestran que muchas personas que padecen enfermedades autoinmunes pasaron por infancias difíciles. El Dr. Datis Kharrazian, un referente en el ámbito de las enfermedades autoinmunes, afirma que la curación no puede tener lugar si no nos enfrentamos a nuestros demonios emocionales. De hecho, solemos mantenernos ocupados para evitar afrontarlos, así que no es extraño que notemos que salen a la superficie cuando nos tomamos un tiempo para tranquilizarnos y relajarnos.

10. **Lleva un diario de agradecimientos:** Cuando la vida se pone difícil, solemos centrarnos en lo negativo y olvidarnos de todo lo positivo. No obstante, esto crea un enfoque sesgado e incorrecto de la vida. La belleza

nos rodea en todo momento, incluso cuando estamos pasando dificultades, y percibir dicha belleza restituye parte de la alegría que nos falta. Un diario de agradecimientos es un ejercicio que sirve para que logremos ver más allá. Todos los días, anota tres cosas por las que te sientas agradecido. El truco está en recrearse en los detalles e intentar seleccionar algo diferente todos los días. Sarah Ban Breathnach, la autora del libro *El encanto de la vida simple*, dice: «Creemos que son los grandes momentos los que definen nuestras vidas: un ascenso, un nuevo hijo, renovar la cocina, una boda… Pero el hilo argumental de nuestras vidas está compuesto por lo pequeño, lo simple, lo común y corriente. Lo que pasa desapercibido. Lo que se desecha. Lo reivindicado». Así pues, presta atención a los pequeños regalos de la vida diaria. Puede ser la risa de tu hijo o un pajarillo aleteando junto a la ventana, una receta de cocina que te ha salido fenomenal, una llamada de un antiguo amigo, la sonrisa de un desconocido, un arco iris de camino al trabajo, descubrir un nuevo programa de televisión que te encante, una flor abriéndose en tu jardín o el silencio que reina tras una nevada. Cada vez que percibes y aprecias cualquier cosa positiva en la vida, estás enviado un torrente de reacciones químicas saludables a través de tu organismo. La gratitud es medicinal.

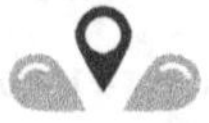

CAPÍTULO 21

CÓMO SOBREVIVIR A UN BROTE

Para aquellos de entre nosotros con enfermedades autoinmunes, no existe ninguna otra palabra más aterradora que «brote». Alude al dolor, la incapacidad, el cansancio y el miedo. Una de las principales motivaciones para hacer algo tan desafiante como el AIP es eliminar los brotes de nuestras vidas. No obstante, la recuperación mediante una dieta y un cambio de estilo de vida lleva su tiempo. No es una solución que funcione de la noche a la mañana. Por tanto, ¿qué puedes hacer si padeces brotes durante este proceso?

- **No dejes que el brote dé sentido a tu vida.** Padecer un brote no significa que no te estés curando. Y, además, los brotes no duran eternamente, aunque a nosotros nos parezca que sí.

- **Tú eres la prioridad.** Ese es momento en el que debes cuidarte. Si tienes costumbre de cuidar de otros y, además, llevas una vida ajetreada, puede que suelas pensar que tus propias necesidades van al final de la lista.

Durante un brote, tienes que hacer que tus necesidades sean prioritarias. Cancela cualquier obligación opcional y pídeles ayuda a tus seres queridos.

○ **Mitiga el dolor.** En muchas enfermedades autoinmunes, un brote es sinónimo de dolor intenso. No te sientas culpable por tener que aliviarlo con medicación. Aunque muchos tenemos como objetivo suprimir nuestra medicación, es algo que lleva tiempo. Y no es sano sufrir por el dolor.

○ **Sueño.** En muchas enfermedades autoinmunes, durante los brotes, se produce un intenso cansancio. Nos sucede a todos los seres humanos, cuando dormimos es el momento en que nuestro organismo se cura y se regenera. Vete a la cama pronto, duerme hasta tarde, échate siestas. Ya sé que los síntomas de un brote pueden dificultar el sueño. Apóyate sobre almohadas para una mayor comodidad y haz lo posible por descansar de cualquier manera en la que seas capaz.

○ **Concéntrate en los alimentos curativos.** Aunque en el AIP siempre es bueno centrarse en los alimentos ricos en nutrientes, resulta particularmente importante durante los brotes. Bebe grandes cantidades de caldo de huesos, come casquería y pescado y marisco. Las sopas caseras son especialmente nutritivas durante estos momentos.

○ **Toma té de jengibre durante las comidas.** Es una ayuda digestiva y un antiinflamatorio natural. Ralla o pica fino un poco de raíz de jengibre fresca (aproximadamente una cucharadita), échalo en una taza y vierte el agua hirviendo, cúbrelo, déjalo reposar entre 3 y 5 minutos. Pásalo por un colador pequeño y añade de manera opcional miel cruda al gusto.

○ **No te atiborres a comer.** Durante los brotes, es fácil pensar: «¡Qué más da! Me siento fatal de todas maneras, así que voy a hacer lo que me dé la gana». Y, entonces, te hartarás de comer alimentos perniciosos, que, por desgracia, amplificarán y prolongarán el brote. Puede que se llame comida de consuelo, pero en realidad debería llamarse comida generadora de dolor.

○ **Desintoxícate.** La salud es un equilibrio constante entre alimentación y desintoxicación y, durante los brotes, necesitarás apoyo en ambas cosas. Prueba alguno de los métodos suaves descritos en el capítulo 19.

○ **Llora.** Recuerdo que, en una ocasión, estaba aguantándome las lágrimas y una mujer muy sabia me dijo: «Las lágrimas son curativas, no las retengas: déjalas fluir». Y es cierto. La pena es parte del proceso.

○ **Ríe.** Esto puede que parezca contradictorio, ¿verdad? ¿Cómo algo que te hace sentir fatal puede hacerte también reír? Pues este es el momento en el que más necesitas reírte. La risa es un antiinflamatorio y un liberador natural de la tensión. Un conocido autor, Norman Cousins, se trató su espondilitis anquilosante mediante risoterapia y afirmaba que fue el mejor analgésico que pudo encontrar. Ponte una comedia o alguna serie cómica en televisión y confía en su efecto medicinal.

○ **Practica activamente el amor propio.** Durante los brotes, podemos llegar a sentirnos furiosos contra nuestro cuerpo, pues tenemos la sensación de que nos está atacando. No obstante, nuestro organismo está haciendo lo posible por curarse y, en esos momentos, necesita que le demostremos más amor que nunca. Consulta el capítulo 22 para que veas que tu organismo no es tu enemigo.

○ **Medita.** Tal vez pienses que meditar es imposible durante los brotes, pero, en mi caso, fue imprescindible. Por un lado, está la realidad física del brote, que es intensa, y, por otro, una serie de potentes emociones que pueden empeorarlo. Yo me sentía furiosa o llena de rabia. Me atemorizaba pensar que nunca llegaría a su fin. El corazón me latía a toda velocidad. Eso es exactamente lo contrario de lo que necesitaba. La meditación no me quitaba el dolor físico, pero me tranquilizaba y hacía que recuperara una sensación de paz emocional y mental, que son ambas emociones curativas. La meditación no es solo para profesionales, e incluso 15 minutos pueden hacer maravillas. En el capítulo 20, comparto muchos métodos distintos para disminuir el estrés.

○ **Lleva un diario.** A veces, necesitamos expresar nuestras emociones antes de deshacernos de ellas, y escribir un diario es un magnífico método de hacerlo. Si no te gusta escribir, puedes elaborar un diario de bocetos y dibujos. La terapia a través del arte también es muy poderosa.

- **Musicoterapia.** A todos nos ha conmovido alguna vez la música. Algunas canciones nos dan ganas de bailar, otras nos hacen llorar y otras simplemente hacen que nos detengamos a escuchar porque son hermosísimas. Durante los brotes, el tipo de música que te resulte tranquilizadora puede que sea suave, como una caricia. O tal vez lo adecuado sea una canción bien sonora que grite por ti. Opta por la música del tipo que sea que te conmueva profundamente.

- **Abrazoterapia.** Al abrazarnos, liberamos oxitocina, que es una hormona que apacigua el organismo y nos hace sentir bien. Y, además, funciona independientemente de si abrazas a tu cónyuge, a tus hijos, a tu hermana, a tu amigo o a tu mascota. Existe incluso un estudio que indica que, si nos abrazamos a nosotros mismos, podemos mitigar el dolor. Así pues, no pares de abrazar. Los abrazos no se agotan.

- **La medicina solar.** Si hace buen tiempo, túmbate al sol. Su calidez nos calma, pasar tiempo al aire libre nos refresca y la vitamina D que obtendrás de los rayos del sol contribuirá a que tu cuerpo se cure.

- **Toma las riendas de la conexión entre cuerpo y mente.** Cuando te encuentras en medio de un brote, es normal que te obsesiones con ello, pero, al hacerlo, puedes empeorar el propio brote. Si has identificado la causa, también es sencillo caer en la trampa de repasar una y otra vez la escena, deseando que nunca hubiera sucedido. Y, sin embargo, el funcionamiento de tu cerebro es interesante: cada vez que recrea la escena en tu mente, es como si estuviera ocurriendo de nuevo en la realidad. Eso es algo que puede prolongar el brote, cosa que deseas evitar por todos los medios. Por eso, cada vez que te obsesiones, respira hondo y visualiza el brote en el pasado, no en el presente. Después, piensa en algo que te haga feliz y céntrate en ello en su lugar. Esto puede que requiera práctica, pero, cuanto más lo hagas, más percibirás en qué momento te obsesionas y será más fácil sustituir la obsesión por una imagen positiva.

○ **Esto también pasará.** Recuerda que los brotes son temporales. Cuando te encuentras en medio de uno de ellos, es fácil olvidarse. En cada brote que yo padecía, temía que nunca llegaría a su fin, incluso aunque los brotes, por definición, sean temporales. Por eso, lucha contra ese miedo repitiendo el mantra: «Esto también pasará», una y otra vez hasta que el miedo desaparezca.

○ **Déjate llevar.** Esta expresión puede adquirir una connotación negativa porque puede parecer que lo que te estoy sugiriendo es que tenemos que rendirnos. En realidad, simplemente significa que hay que relajarse. Cuando yo padecía mis brotes, me ponía en tensión (como es natural) y sentía que luchaba tratando de eliminar el brote, cosa que, en todas las ocasiones, tenía el efecto contrario. Era como si el brote se defendiera de mi ataque. Dejarse llevar puede resultar muy apacible. Se trata, sencillamente, de aceptar ese momento. Dejarse llevar puede suponer la vía de escape del brote.

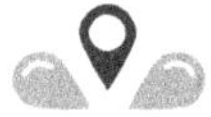

CAPÍTULO 22

TU CUERPO NO ES EL ENEMIGO

Las palabras son armas poderosas. Eso es algo que aprendí cuando era niña, la primera vez que alguien me hizo llorar en el patio de la escuela diciéndome que no quería jugar conmigo. De hecho, también comprendí la importancia de las palabras positivas: aceptar cumplidos sin rechazarlos (necesité mucha práctica) y, cuando era joven, sumida en mi primera experiencia amorosa, experimenté el temor y la felicidad de decirle a alguien que lo quería por primera vez y escuchar cómo me correspondían.

Me dedico a escribir y soy una lectora voraz. Las palabras me hacen feliz y son mi válvula de escape. Y, sin embargo, hay algunas palabras que me producen rechazo, en concreto, aquellas que los médicos suelen atribuir a las enfermedades autoinmunes:

- Tu cuerpo te está atacando.
- Tu sistema inmunitario está fuera de control.
- Tu cuerpo está averiado.
- Tu cuerpo te ha traicionado.
- Tu estado no hará más que empeorar.

¿Notas cómo se te acelera el corazón al leer estas afirmaciones? Son terroríficas. Yo lo veo desde un punto de vista diferente. Mi organismo desea curarse y está haciendo todo lo que está en su mano para ello. La autoinmunidad es una falta de comunicación dentro del cuerpo, no una guerra deliberada iniciada por tu organismo. Los síntomas son la manera que tiene mi cuerpo de decirme que algo no marcha bien y de pedir ayuda. Yo misma recibí señales durante muchos años antes de desarrollar la artritis reumatoide. Y, como mucha gente, malinterpreté o ignoré aquellas señales.

Que mi organismo haga un millón de cosas correctamente todos los días es una realidad que doy por hecha. Desde el latido constante de mi corazón y el suministro de oxígeno, hasta mis miles de millones de células que efectúan infinidad de procesos por segundo, enviando señales por todo el cuerpo que me permiten mover los dedos para escribir las palabras que estás leyendo ahora mismo, que hacen que pueda hablar, dormir, cantar y amar, controlando todos los aspectos de la homeostasis, desde mi temperatura corporal hasta la regeneración celular; mi cuerpo es asombroso y está totalmente de mi parte.

- **Mi cuerpo necesita que le proporcione cariño, no rabia.**
- Las posibilidades que ofrece mi cuerpo son infinitas.
- Mi cuerpo y yo somos uno. No existe separación alguna.

Y esto no es un dechado de optimismo sin fundamento. Es muy difícil vivir con una enfermedad autoinmune. Incluso aunque algunos hablemos de las bendiciones asociadas a los desafíos en la vida, seamos sinceros: preferiríamos con creces estar 100 % sanos. Algunos días, nos hace falta llorar. Otros, desearíamos gritar bien alto. Incluso aunque he revertido el curso de mi artritis reumatoide y he mejorado en un 95 %, mi cuerpo es muy sensible y requiere vigilancia, y echo de menos ser libre. Sin embargo, no odio mi cuerpo. No culpo a mi cuerpo. Diariamente, renuevo mi compromiso de proporcionarle cariño, que creo que algo es imprescindible para curarse. Si tus hijos se ponen enfermos, ¿te enfadas con ellos o los cuidas y haces todo lo que esté en tu mano por ayudarlos a que se recuperen? ¿Acaso nuestros cuerpos no se merecen ese mismo tipo de amor incondicional? ¿Y nosotros?

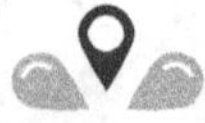

CAPÍTULO 23

LLEVAR UN
DIARIO DE SÍNTOMAS

Un rasgo de la naturaleza humana es la tendencia a percibir lo que anda mal con mucha más facilidad que lo que va bien. Cuando algo mejora, solemos olvidarnos de que, en algún momento, existió un problema. Esto es particularmente cierto cuando la mejoría se produce despacio. La manera de percibirla (y alegrarse por ella) es llevando un diario de síntomas; dos, de hecho. Uno será un diario de periodicidad diaria en el que anotarás un rápido resumen de cómo te sientes. El otro será un diario de periodicidad mensual en el que repasarás tus notas diarias y las resumirás. Mirar atrás y pensar en cómo empezaste y ver lo lejos que has llegado es muy estimulante y es algo que merece que le dediques unos minutos de tu tiempo al día.

Los diarios también pueden mostrarnos los estancamientos o retrocesos en la curación, cosa que puede motivarte a reevaluar tus opciones de alimentación y estilo de vida: ¿en qué aspectos lo tienes todo controlado y qué es lo que todavía puedes mejorar? Con frecuencia, la parte del estilo de vida es lo que solemos descuidar y, sin embargo, es igual de importante que la alimentación. También hago un repaso de algunos consejos para la resolución de problemas en el capítulo 26, por si estás poniendo en práctica el AIP perfectamente y, aun así, no obtienes los resultados que persigues.

Qué incluir en el diario de seguimiento de síntomas con periodicidad diaria

- **Calidad del sueño:** ¿Consigues conciliar el sueño con facilidad o padeces de insomnio? ¿Cuántas horas duermes? ¿Te despiertas varias veces o duermes profundamente? ¿Te han dado calambres musculares o dolores que lleguen a despertarte?

- **Estado al despertarte:** ¿Te sientes descansado o más bien aturdido? ¿Al despertarte, has sentido rigidez muscular? En caso afirmativo, ¿con qué intensidad y cuánto ha durado?

- **Dolor:** Valora tu dolor en una escala del 0 al 5 y anota en qué parte del cuerpo te duele.

- **Estado mental:** ¿Has experimentado niebla mental o notas la mente despejada? ¿Cómo está tu memoria? ¿Y tu estado de concentración?

- **Estado emocional:** ¿Te sientes feliz, triste, enfadado, deprimido, insensibilizado? ¿Tu estado de ánimo permanece estable o tienes cambios de humor?

- **Medicación:** Si estás tomando cualquier medicación a demanda (es decir, si tomas solamente lo que necesitas), anota cuándo la necesitas y en qué dosis. Si estás tomando medicación con receta, tus necesidades puede que cambien a medida que te vas curando. Colabora con tu médico para ver si puedes reducir o eliminar la medicación recetada sin riesgos. La capacidad para ello variará en función de cada persona y del objetivo del medicamento en cuestión.

- **Niveles de energía:** ¿Sientes cansancio durante el día? ¿Necesitas echarte una siesta? ¿Tienes dependencia de la cafeína? ¿O cuentas con una energía suficiente y equilibrada a lo largo del día?

- **Ejercicio:** ¿Eres capaz de hacer ejercicio? En caso afirmativo, ¿qué tipo de ejercicio has hecho hoy y durante cuánto tiempo?

- **Estado digestivo:** ¿Has sentido algún tipo de hinchazón? ¿Indigestiones? ¿Estreñimiento? ¿Diarrea? ¿Molestias intestinales?

- **Estado de la piel:** ¿Algún aumento o disminución de sarpullidos, acné, psoriasis o eczema? ¿Tu piel está más seca de lo habitual o ha empezado a brillar de forma saludable?

- **Cambios en la alimentación:** ¿Has empezado a tomar algún suplemento nuevo? ¿Has comido fuera en un restaurante (cosa que suele ser el origen de consumir ingredientes ocultos)? ¿Has empezado con las reintroducciones (como se describe en el capítulo 24)?

- **Estilo de vida:** ¿Has hecho meditación? ¿Te has tomado tu tiempo para relajarte? ¿Has hecho algo que te haya proporcionado alegría? ¿Te has tomado un baño? ¿Has salido al aire libre? ¿Has tenido que enfrentarte a alguna situación estresante?

- **Desintoxicación:** ¿Has puesto en práctica alguna de las medidas propuestas en el capítulo 19 para eliminar toxinas de tu organismo o de tu estilo de vida?

- **Días importantes:** Mantén un registro de cuánto tiempo llevas aplicando el AIP. Resulta muy motivador superar hitos como 30 días, 6 meses o 1 año. Nota: el AIP estricto no está pensado para que dure eternamente. Una vez que experimentes una clara disminución de tus síntomas autoinmunes, puedes comenzar el proceso de reintroducción descrito en el capítulo 24. Así es como personalizarás el AIP a tu propio caso.

Resumen mensual

- Al finalizar el mes, resume cómo te has sentido y compáralo con los meses anteriores.

- Puedes utilizar un cuaderno y tener el diario a mano o utilizar cualquier programa informático de procesamiento de texto.

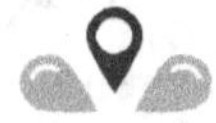

CAPÍTULO 24

REINTRODUCCIÓN DE ALIMENTOS

El AIP estricto no está pensado para que dure eternamente. Esta es una dieta curativa, pero está compuesta por dos fases diferenciadas: eliminación y reintroducción. Ya hemos hablado detalladamente de la primera fase: eliminamos los alimentos que posiblemente desencadenan una inflamación. Ahora es cuando llegamos a la parte divertida: ¡las reintroducciones! Una vez que experimentes una clara mejoría en tus síntomas autoinmunes, contarás con el punto de partida para reintroducir alimentos de nuevo en tu alimentación. Esto no significa que tengas permiso para volver a comer exactamente igual que antes del AIP. Tengo que serte sincera: es muy poco probable que eso suceda. No obstante, lo que sí puedes hacer es ampliar de nuevo tu alimentación, y existe un procedimiento muy específico para averiguar qué alimentos aportan beneficios a tu organismo y cuáles son los que, en tu caso, potencian la inflamación. Es importante comprender que todos somos diferentes y, por eso, el proceso de reintroducción te permite personalizar el AIP a tus propias circunstancias.

¿Por dónde empiezo? El plazo mínimo son 30 días. Hay quienes esperan algo más, entre unos pocos meses y un año. Existen tres factores que es necesario tener en cuenta para tomar esta decisión: (1) No necesitas alcanzar la remisión completa, pero sí que es necesario experimentar una clara mejoría de tus síntomas autoinmunes. Esto te proporcionará un punto de partida que te permitirá interpretar tu reacción ante los alimentos durante el proceso de reintroducción. (2) Sarah Ballantyne considera que cuanto más dure la fase de eliminación del AIP, más posibilidades tendrá tu cuerpo de curarse y más éxito cosecharás con tus reintroducciones. Terry Wahls no está de acuerdo: le preocupa que, si se prolonga la dieta de eliminación a largo plazo, esto provoque carencias nutritivas que puedan convertirse a su vez en un obstáculo para alcanzar la curación. Ambas tienen razón. No te interesa precipitarte con las reintroducciones antes de estar preparado, pero tampoco es recomendable que te mantengas en la fase de eliminación del AIP de por vida. El objetivo es ampliar sin riesgo tu alimentación. (3) Las emociones representan un papel fundamental. Si te da miedo el proceso de reintroducción, tendrás que esperar hasta que estés preparado, porque el miedo puede provocar brotes exactamente igual que la comida. Por el contrario, si te sientes emocionalmente desbordado por la fase de eliminación del AIP, te interesa comenzar con las reintroducciones en cuanto te sea posible. Los sentimientos de rabia, tristeza o frustración que, a veces, acompañan a la restricción de alimentos también pueden provocar brotes e interferir con tu curación. Tu decisión de cuándo empezar con las reintroducciones debe tener en cuenta tanto tu bienestar físico como el emocional.

¿En qué consiste el proceso?

○ Selecciona los alimentos de uno en uno para reintroducirlos.

- Toma una serie de pequeños bocados que minimicen el riesgo de reacciones intensas. Empieza con media cucharadita y espera 15 minutos. Si no registras ninguna reacción, tómate una cucharadita entera y espera otros 15 minutos. Si no hay reacciones, cómete 1 cucharadita y media y espera varias horas.

- Si no ha habido reacción con las cucharaditas, continúa y consume una ración de tamaño normal de ese alimento. A continuación, deja de comerlo y observa tu organismo en busca de síntomas durante los tres días siguientes. Las reacciones pueden tener lugar inmediatamente o incluso 72 horas después. Una reacción se manifiesta con un empeoramiento de los síntomas de tu enfermedad auto-inmune. Se puede traducir en dolor, cansancio, dificultad para dormir, un sarpullido, trastornos digestivos, niebla mental, mal humor, etc.

- Si experimentas una reacción negativa, sabrás que eres intolerante y que tendrás que evitar ese alimento. Espera a que los síntomas pasen antes de reintroducir otro alimento, de manera que cuentes con un punto de partida claro en cada reintroducción.

- Si no has experimentado ninguna reacción (o alguna tan suave que sea complicado afirmar que haya sido por causa de ese alimento), es el momento de entrar en la segunda fase del proceso de reintroducción. Consume un poco de ese alimento todos los días durante una semana y vigila tu organismo de nuevo. La intolerancia alimentaria parece manifestarse de dos maneras: (1) Una fuerte reacción, en la que no cabe la menor duda de que tu organismo está reaccionando negativamente a ese alimento. (2) Una respuesta inflamatoria acumulada que empieza de manera tan suave que puedes no notarla al principio, pero que se vuelve apreciable después de un consumo diario. Si, tras consumirlo durante una semana, tu organismo sigue sintiéndose bien, sabrás que ese alimento no representa ningún problema y podrás introducir el siguiente.

Consejos relacionados con la interpretación de las reacciones ante los alimentos: Como seres humanos, nuestro organismo fluctúa de un día para otro; algunos días, nos sentimos un poco mejor que otros y, otros días, nos sentimos un poco peor. Durante la observación de tu cuerpo en busca de una reacción, lo que se espera es una respuesta clara que no pertenezca a este tipo de fluctuaciones normales. Las emociones también pueden afectar al proceso de reintroducción de dos maneras: (1) Negación: si introduces un alimento y tienes una reacción negativa, pero piensas para tus adentros: «Esto no puede ser una reacción al alimento; tiene que ser otra cosa». Esa es una de las razones por las que hay una segunda fase, en la que consumes un poco del nuevo alimento todos los días durante una semana. Si el alimento te provoca una reacción, no cabrá la menor duda al finalizar la semana. (2) Miedo: te da tanto miedo lo que pueda suceder cuando reintroduzcas un alimento que la propia emoción te provoca un brote. Las emociones son poderosas: no las ignores.

Durante el proceso de reintroducción, pon en práctica las etapas de disminución del estrés mencionadas en el capítulo 20.

Magnitud de las reacciones a los alimentos: A veces, una reacción ante un alimento puede ser suave, pero en otras ocasiones es intensa: más intensa que antes del AIP. ¿Por qué sucede esto? Cuando ingieres de manera habitual un alimento al que eres intolerante, tu organismo se sume en un estado crónico de inflamación como respuesta. Los síntomas varían dependiendo de la persona. Puede ser una molestia digestiva, dolor articular o cambios de humor. Para aquellos que padecen enfermedades autoinmunes, lo que hace es intensificar los síntomas de tu enfermedad. Cuando eliminas ese alimento durante, como mínimo, 30 días, suceden dos cosas: (1) comienzas a sentirte mejor y (2) tu organismo tiene la posibilidad de apaciguar sus defensas. Aunque suena mal, en realidad, es algo bueno, porque así tendrás la confirmación inequívoca de que ese alimento es pernicioso para tu organismo. Siempre que no sigas ingiriendo ese alimento, la respuesta aguda desaparecerá y volverás a sentirte mejor que nunca de nuevo.

¿Qué alimentos reintroduzco primero? Selecciona una categoría de alimentos y reintroduce el que tenga menor potencial alergénico en esa categoría y, poco a poco, ve añadiendo los que sean más alergénicos:

- **Introduce las yemas de los huevos por separado, antes de introducir los huevos enteros.** La mayor parte de la gente tolera bien las yemas. Si existe una intolerancia, suele ser a la clara del huevo. Nota: Con frecuencia, las gallinas suelen alimentarse con soja, y hay investigaciones que demuestran que la proteína de la soja se transfiere a los huevos. Si descubres que tienes intolerancia por los huevos, puede que, en realidad, estés reaccionando a la soja. Hay quienes han descubierto que, por esta razón, pueden comer huevos sin soja de gallinas alimentadas de manera natural, pero no huevos convencionales.

○ **Introduce las semillas antes que los frutos secos.** (1) Empieza por los condimentos a base de frutas (como la pimienta negra) y los condimentos a base de semillas (como la mostaza o el comino). (2) A continuación, prueba con los aceites a base de semillas (como el sésamo). (3) Si te va bien, pasa a las semillas en remojo y deshidratadas. (4) Después, prueba con las mantequillas y las harinas, las semillas crudas y tostadas. (5) Por último, prueba con el cacao y el café por separado. Aunque sean semillas, el organismo responde ante ellos de manera exclusiva. La mejor manera de reintroducir el cacao es mediante chocolates caseros, así podrás aislar otras variables. (El chocolate comercial suele contener soja y azúcares refinados). Lo mismo sucede con el café. No te tomes el café en una cafetería; hazlo en casa. (6) Si digieres bien la mayor parte de las semillas, estarás preparado para probar con los frutos secos. Empieza con los aceites de frutos secos (como el aceite de nueces o de nueces de macadamia). (7) A continuación, prueba los frutos secos en remojo o deshidratados. (8) Después, prueba las mantequillas y harinas de frutos secos, los frutos secos crudos y los tostados. ¿Cuál es la razón? Las semillas son más fáciles de digerir que los frutos secos, y las semillas en remojo aumentan la capacidad de digestión un escalón. Con respecto a lo individual frente a lo colectivo, dado que mucha gente suele tolerar un tipo de fruto seco o semilla y no otros, es mejor introducir cada variedad por separado. Consejo: Cuando estés listo para probar las semillas o los frutos secos tostados, es recomendable comprarlos crudos y tostarlos en casa, en lugar de comprar las variedades tostadas del supermercado. Las variedades comerciales suelen tostarse con aceites refinados que no están permitidos en la dieta paleo (como, por ejemplo, el aceite de canola).

○ **En cuanto a los productos lácteos, reintrodúcelos en el siguiente orden:** (1) ghee (mantequilla clarificada) de vacas alimentadas con pasto, (2) mantequilla de vacas alimentadas con pasto, (3) yogur fresco o kéfir de cabra, (4) leche fresca de cabra, (5) queso fresco de cabra, (6) nata o crema fresca de vaca, (7) yogur fresco o kéfir de vaca, (8) leche fresca de vaca, (9) queso fresco de vaca. ¿Por qué? Los productos lácteos tienen tres componentes: grasa láctea, lactosa y caseína. En general, no mucha gente tiene problemas con la grasa láctea, por eso el ghee y la mantequilla son lo primero con lo que hay que empezar. Si existe una intolerancia alimentaria, suele deberse a la lactosa o a la caseína (la leche es rica en lactosa y el queso es lo que contiene más caseína). Se recomiendan los productos lácteos frescos siempre que puedas adquirirlos de una fuente de confianza. Contienen enzimas vivas que facilitan la digestión y también cuentan con un perfil nutricional más alto. Por último, los productos lácteos de la cabra se introducen antes que los de la vaca porque los primeros son más sencillos de digerir.

- ○ **Introduce las legumbres frescas antes que las secas.** Aunque las judías verdes y los guisantes son técnicamente legumbres, son más fáciles de digerir que las variedades secas. Mucha gente las tolera bien. Por su parte, las legumbres secas no son oficialmente parte de la dieta paleo, y mucha gente nunca trata de reintroducirlas. No obstante, existe un número cada vez mayor de personas que piensan que son alimentos buenos para nuestras bacterias beneficiosas (si se toleran). Si optas por reintroducirlas, te interesará ponerlas en remojo o dejarlas germinar antes de cocinarlas para favorecer su digestión.

- ○ **Arroz blanco, el «cereal por excelencia».** Este es el cereal que mucha gente adopta en la comunidad dedicada a la salud ancestral. ¿Por qué? En la nutrición convencional, el arroz blanco se considera la peor opción porque, a menos que esté enriquecido, no es una opción excesivamente rica en lo que se refiere a sus nutrientes. Eso se debe a que la cáscara se elimina del arroz blanco, que es precisamente lo que contiene los nutrientes. Resulta que también esa es la razón por la que algunas facciones de la comunidad paleo lo consideran tan importante. La cáscara también contiene los antinutrientes, esos componentes alimentarios que interfieren con la digestión y la absorción de nutrientes, intensificando la acción en nuestro intestino y provocando una respuesta inflamatoria. Dado que dichos antinutrientes han sido eliminados, mucha gente considera que el arroz blanco es un cereal inocuo. No obstante, como todos los alimentos, algunos lo toleramos y otros no. Si optas por reintroducirlo, cocínalo con caldo de carne y grasas saludables para aumentar su carga nutricional y consúmelo junto con las comidas para limitar su impacto en el nivel de azúcar en sangre.

- **Se recomienda que las solanáceas sean la última reintroducción.** Esto se debe a que son una de las intolerancias alimentarias más corrientes para aquellos que padecen enfermedades autoinmunes, y los efectos de la inflamación tras la reintroducción pueden tardar más tiempo en calmarse. Cuando las reintroduzcas, hazlo de una en una, una verdura o condimento cada vez. Aunque algunas personas son intolerantes a todas las solanáceas, otros descubren que toleran unas y no otras. En el capítulo 5 encontrarás una lista de solanáceas.

- **Alimentos que no reintroducimos.** El objetivo del proceso de reintroducción del AIP es ampliar nuestra dieta con alimentos saludables que nuestro organismo tolere bien. No reintroducimos alimentos que sabemos que son nocivos, como el trigo, el gluten, el azúcar, los aditivos alimentarios, los aceites refinados que producen inflamación, etc. Vivir bien con una enfermedad autoinmune supone alimentar bien nuestro organismo de por vida. Tras el proceso de reintroducción alimentaria, la mayoría de la gente descubre que su alimentación encaja en algún lugar entre la dieta paleo y el AIP. Es lo que denominamos AIP personalizado.

Consejos para lograr el éxito en la reintroducción: Esto es ciencia y tú eres el experimento. Se trata de un proceso minucioso en el que tendrás que prestar mucha atención, controlar las variables y escuchar lo que tu organismo tenga que decirte. También resulta increíblemente alentador. Una vez que aprendas a comunicarte con tu organismo de esa manera, será una capacidad que mantendrás de por vida. Lo primero que hay que hacer es tomar notas. En el capítulo anterior, te mostré cómo llevar un diario de síntomas. Es algo práctico en cualquier momento, pero resulta fundamental durante el proceso de reintroducción. En segundo lugar, ten paciencia. Se tardan varios meses en completar este proceso, pero merece la pena el esfuerzo.

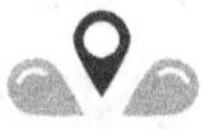

LOS CINCO ERRORES MÁS COMUNES QUE TODO EL MUNDO SUELE COMETER

Muchos aprendemos a base de ensayo y error. La belleza de empezar un protocolo que miles de personas han puesto en práctica antes que tú es que puedes aprender de los errores de otros ¡y hacerlo bien a la primera!

ERROR N.º 1: NO COMPROMETERSE AL 100 %

En el movimiento paleo, la gente habla mucho sobre el perfeccionismo paleo y de cómo es mejor seguir la norma 80/20 para quitarse de encima la presión y llevar un estilo de vida más sostenible. Eso significa que respetarás las normas durante un 80 % del tiempo y las romperás cuando sea necesario. Si has decidido seguir una dieta paleo para perder peso o para corregir algún problema menor de salud, puede que esto te funcione. Por desgracia, si padeces una enfermedad autoinmune, no basta. Tenemos que seguir la norma del 100 %. Ya lo sé: no es justo. Es mucha presión, pero hay mucho en juego y la recompensa merece la pena. Vamos a intentar conseguir lo que los médicos dicen que es imposible. Vamos a revertir una enfermedad que ha tardado años en desarrollarse en nuestro organismo. Estamos transformando literalmente nuestros genes. Eso no es poca cosa y, por eso, es necesario que estemos totalmente comprometidos. Los matrimonios con un compromiso al 80 % no funcionan. Los padres no pueden implicarse con sus hijos a tiempo parcial. Tú eres un ser humano extraordinario y mereces un compromiso al 100 % por ti y por tu salud.

ERROR N.º 2: IGNORAR LA CARGA NUTRICIONAL

Las dietas curativas se centran mucho en eliminar alimentos que estimulan la inflamación e intensifican la enfermedad autoinmune. Y es cierto que evitar esos alimentos es imprescindible para curarse. Nuestro sistema inmunitario se mantendrá hiperactivo si las intolerancias alimentarias lo activan constantemente. No obstante, hay otra parte en esta ecuación, que es el poder curativo de los alimentos nutritivos. En el capítulo 6 de este libro ya me centré en ello, pero merece la pena repetirlo. Necesitamos una nutrición rica y variada para que nuestro organismo se reconstruya a nivel celular. Existen alimentos específicos que contribuyen en este proceso: carnes de casquería, pescado y marisco capturados en libertad, caldo de huesos, grasas saludables y mucha verdura fresca de diferentes tipos. Una alimentación compuesta por pechugas de pollo y postres aptos para el AIP no te llevará a ninguna parte.

ERROR N.º 3: ACELERAR EL PROCESO DE REINTRODUCCIÓN

El AIP es difícil de hacer. Es muy restrictivo y requiere mucho tiempo. Por esta razón, mucha gente se fuerza durante el periodo de eliminación (a duras penas) y, después, se atiborran de todos los alimentos prohibidos al mismo tiempo. Por desgracia, esto anula todo el experimento. Recuerda por qué estás haciendo esto: deseas curarte, y el AIP es una poderosa herramienta de curación si se lleva a cabo correctamente. Permite que tu organismo comunique con claridad qué alimentos le resultan útiles frente a aquellos que son nocivos para él. Sin embargo, esta comunicación tiene lugar durante el proceso de reintroducción. Si lo aceleras, no solo pasarás por alto esa valiosa información, sino que tendrás que volver atrás y comenzar todo el periodo de eliminación desde el principio. ¡Nadie quiere hacer tal cosa! Sigue los consejos del capítulo 24 para saber cómo llevar a cabo correctamente la reintroducción. Esa es la clave definitiva para desarrollar una dieta personalizada que resulte adecuada en tu caso.

ERROR N.º 4: CREER QUE ESTO SOLO TIENE QUE VER CON LA COMIDA

La alimentación representa un importantísimo papel en la curación, pero no es lo único. Esa es la razón por la que varios capítulos de este libro se centran en la importancia del sueño, la disminución del estrés y la importancia de aprender a establecer lazos de amistad con tu cuerpo. Las espirales de pensamientos negativos y los patrones de estilo de vida poco saludable pueden provocar brotes autoinmunes tan potentes como los alimentos, e incluso más. El AIP es un enfoque integral en busca de la curación. Asegúrate de abordarlo desde todos los aspectos.

ERROR N.º 5: NO RECIBIR EL APOYO QUE NECESITAS

Esto es difícil. Algunos tenemos suficiente suerte como para contar con personas en nuestras vidas que nos apoyan sin dudarlo en nuestro viaje hacia la curación. Es mucho más sencillo respetar una dieta curativa si tu familia se une a ti (o, como mínimo, no intentan traer a casa pizza para cenar). Lo mismo se aplica a los amigos; muchas personas hablan de aquellos que se hacen llamar amigos intentando sabotear sus esfuerzos, cosa que puede hacer que tu vida, ya de por sí difícil, lo sea aún más.

Creo sinceramente que no conseguirás hacerlo en solitario, así que eso significa que tendrás que encontrar el apoyo que necesitas para conseguirlo. Una manera de hacerlo es mantener conversaciones complicadas con tu familia y amigos, y, con suerte, lograrás que te presten su apoyo. Si no es así, ponte en contacto con otras personas que estén recorriendo el mismo camino que tú. El capítulo 17 está dedicado a repasar todas las medidas que puedes tomar para desarrollar tu propia red de seguridad humana.

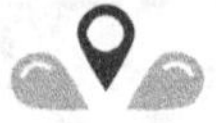

CAPÍTULO 26

RESOLUCIÓN DE PROBLEMAS

Lo primero que hay que saber sobre el AIP es que no es una solución rápida. La enfermedad autoinmune ha tardado su tiempo en desarrollarse en tu organismo y, del mismo modo, lleva tiempo revertir el proceso. Si padeces un brote después de haber iniciado el AIP, no significa que este no funcione. Tus brotes (y otros síntomas) deben disminuir en número e intensidad, pero eso es algo que sucede a lo largo de varios meses, no de la noche a la mañana. Es de esperar que acaben desapareciendo por completo. Dicho esto, la clave del camino hacia la curación es el progreso, no la perfección. Así pues, utiliza el diario de síntomas que describo en el capítulo 23 para poder celebrar cada mejoría.

En este capítulo, expongo algunas soluciones a problemas que pueden aparecer de forma imprevista cuando haces la transición por primera vez al AIP. También presento la resolución de problemas si el AIP no te está proporcionando los resultados que deseas conseguir.

Problemas digestivos

La digestión de la mayoría de la gente mejora con el AIP porque se eliminan alimentos que interfieren con la digestión e irritan nuestro tubo digestivo. No obstante, a veces, el daño que se ha provocado en nuestros organismos a lo largo de los años hace que nuestras capacidades digestivas se deterioren, y puede que necesitemos una ayuda adicional. Si tienes gases, te sientes hinchado, padeces de estreñimiento o diarrea, he aquí algunas medidas que pueden ayudarte:

1. **Relájate mientras comes.** La digestión realmente empieza en el cerebro. Nuestro sistema nervioso está compartimentalizado para encargarse de las distintas funciones del organismo. Los procesos inconscientes como la digestión necesitan de nuestro sistema parasimpático para poder funcionar. Ese es el sistema nervioso de la relajación. Así pues, siéntate a la mesa para comer. Respira hondo unas cuantas veces, relaja los hombros, mastica despacio y disfruta a conciencia de tu comida. No mires la televisión, ni escribas mensajes de texto, ni leas un libro, ni navegues por Internet. Procura estar presente en ese momento. Te sorprenderás de la diferencia que puede marcar solo hacer esto.

2. **Estimula tu jugo gástrico.** A pesar de los anuncios publicitarios de antiácidos que aparecen en televisión, la mayoría de la gente no cuenta con suficiente jugo gástrico y eso provoca indigestiones (que, con frecuencia, se tratan con antiácidos, empeorando así el problema). Necesitamos jugo gástrico para digerir la comida, lo que permite que pase del estómago al intestino delgado, donde se activan otras enzimas digestivas en efecto dominó. Si no

tenemos suficiente jugo gástrico, se deteriora toda nuestra digestión. Podemos estimular de manera natural nuestro jugo gástrico masticando un trozo de jengibre crudo antes o después de las comidas, comiendo col fermentada como acompañamiento a la comida o tomándonos después de comer una cucharada de vinagre de manzana disuelta en un vaso de agua. Pon en práctica uno o todos estos consejos a la vez y verás cómo percibes que tu digestión mejora.

3. **Vigila tu postura mientras comes.** ¿Te sientas encorvado en la silla o con la espalda curvada sobre la mesa? Si es así, estás comprimiendo tus órganos digestivos. Eso hace que les dificultes la tarea. En su lugar, respira hondo, relájate y siéntate erguido. Yo experimenté una mejoría inmediata en mi digestión en cuanto empecé a fijarme en mi postura.

Preocupación por el peso

Dependiendo de cuál sea la enfermedad autoinmune que padeces, puede que te preocupe pesar demasiado o muy poco. Ambas cosas son efectos secundarios de algunas de nuestras enfermedades y, a medida que nos curamos gracias al AIP, nuestro peso suele mejorar también.

Es importante que no le demos prioridad al peso sobre el bienestar. He visto a gente que trata de contar calorías en el AIP en un intento por perder peso, pero eso no hace más que restringir su nutrición, y necesitamos nutrientes para curarnos. También conozco a personas que tratan de forzarse a comer una vez han quedado saciados en busca de ganar peso, y lo único que consiguen es empeorar su enfermedad. Lo mejor que puedes hacer es ingerir una cantidad moderada de comida, comer muchos macronutrientes (grasas, proteínas y carbohidratos) y fijarte en la riqueza nutricional conforme a la pirámide nutricional del AIP que aparece en el capítulo 6.

Dicho esto, hay dos factores más que también afectan a nuestro peso: el sueño y el estrés. Si no dormimos lo suficiente y no disminuimos nuestro estrés, nuestras hormonas estarán siempre desequilibradas e interferirán con nuestra capacidad no solo de alcanzar un peso saludable, sino con nuestra salud en general.

Cuándo recurrir a la ayuda profesional

El protocolo autoinmune atrae a los autodidactas, personas que son buenas cuidándose a sí mismas y que se les dan bien la autodisciplina y el autoanálisis. Puede resultarnos difícil pedir ayuda. Sentimos que deberíamos ser capaces de resolver las dificultades por nosotros mismos. Sin embargo, las enfermedades autoinmunes son complicadas. Curarse es un viaje de por vida y suele componerse de muchas capas. Los nutricionistas, los expertos en medicina funcional e integrativa, los psiconeuroinmunólogos, los naturópatas y los graduados en medicina pueden ofrecerle la experiencia que nosotros mismos no tenemos. Si te estancas en tu curación durante varios meses o más, puede que haya llegado el momento de buscar ayuda externa.

Existen muchos factores que pueden interferir con tu curación. Las siguientes son algunas posibilidades y todas ellas requieren ayuda profesional para someterte a un análisis, diagnosticarte y ofrecerte un tratamiento:

- Disbiosis intestinal
- Parásitos
- Sobrecrecimiento bacteriano en el intestino delgado
- Coinfecciones
- Desequilibrios hormonales
- Intolerancias químicas
- Hipoabsorción de nutrientes
- Vitaminosis
- Problemas en el eje cerebro-intestino
- Inflamación cerebral
- Fatiga adrenal
- Un diagnóstico incorrecto o pasado por alto
- Actividad autoinmune que exija medicación además de cambios en la alimentación y el estilo de vida.

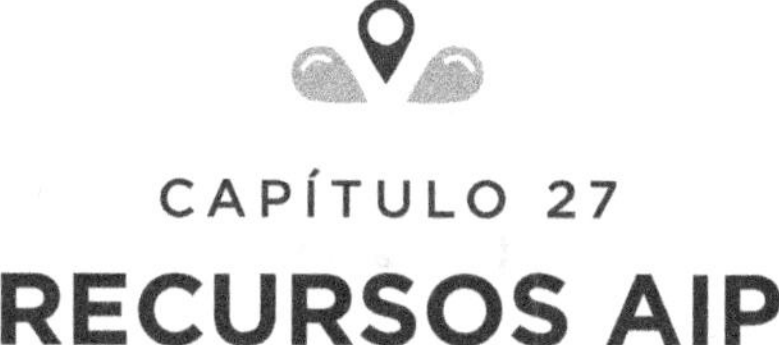

CAPÍTULO 27

RECURSOS AIP

Blogs AIP en español

- Episalud.com
- LaChicaPaleo.com

Grupos de Facebook AIP en español

- Episalud
- AIP Spain – Protocolo Paleo Autoinmune España
- Protocolo Autoinmune Paleo

Libro de cocina AIP en español con plan de comidas

- *La cocina autoinmune* de Mickey Trescott

Tienda de productos paleo en España

- ComidaReal.es Se trata de una tienda en línea que ofrece ingredientes paleo y productos de belleza no tóxicos en España. Ten en cuenta que no todos los productos que se venden son aptos para el AIP. Por ejemplo, algunos incluyen frutos secos, semillas y solanáceas. No obstante, puedes encontrar cosas como gelatinas provenientes de animales alimentados con pasto y leche de coco sin aditivos (este sí es un producto apto para el AIP), etc. Cuando compres en ella, comprueba la lista de ingredientes de todos los productos antes de encargar la compra.

Recursos en inglés

- PhoenixHelix.com El blog y el podcast de la autora.
- *The Paleo Approach* de Sarah Ballantyne. Se trata del libro de texto definitivo sobre AIP, pues proporciona detalles acerca de los fundamentos científicos subyacentes.
- ShopAIP.com Si resides en Estados Unidos, esta es una tienda en línea que vende ingredientes y alimentos precocinados aptos para el AIP.
- PaleoOnTheGo.com Si resides en Estados Unidos, se trata de un servicio de reparto de comida congelada con un extenso menú apto para el AIP.

AGRADECIMIENTOS

Me gustaría agradecer a algunas personas muy especiales que han contribuido a que mi recuperación fuera posible (y, por lo tanto, a que este libro se hiciera realidad):

- A Julia Gómez Sáez, Alice Dénoyers y Ciria Velarde, por hacer posible esta traducción.
- Al grupo AIP originario: Mickey, Angie, Whitney y Christina. Soy muy feliz de que formen parte de mi tribu.
- A la floreciente comunidad bloguera AIP, con cuyos miembros comparto risas, preguntas, respuestas y colaboración. Este sería un viaje muy solitario de no ser por ellos.
- A los científicos que han llevado a cabo la investigación sobre la que se fundamenta el AIP y a los divulgadores que han hecho pública esta información. Aunque no pueda nombrar a todos, me gustaría dedicar un agradecimiento especial a Sarah Ballantyne, Terry Wahls, Robb Wolf, Loren Cordain, Datis Kharrazian, Boyd Eaton y Staffan Lindeberg.
- A mi marido por apoyarme desde el primer día en este viaje y ser mi compañero de comida, amor y vida.
- A mi familia por quererme lo suficiente como para preocuparse por mí al principio y, después, creer en mí cuando vieron que mi salud mejoraba sustancialmente.

- A mis familiares y amigos que me han preparado comidas AIP. No existe un regalo mayor.
- A los lectores de mi blog y los oyentes de mi podcast, que me proporcionan ánimos a diario en mi propio camino hacia la curación y me inspiran para continuar difundiendo conocimientos sobre el AIP por todo el mundo. ¡Ellos son mi comunidad!

INFORMACIÓN SOBRE LA AUTORA

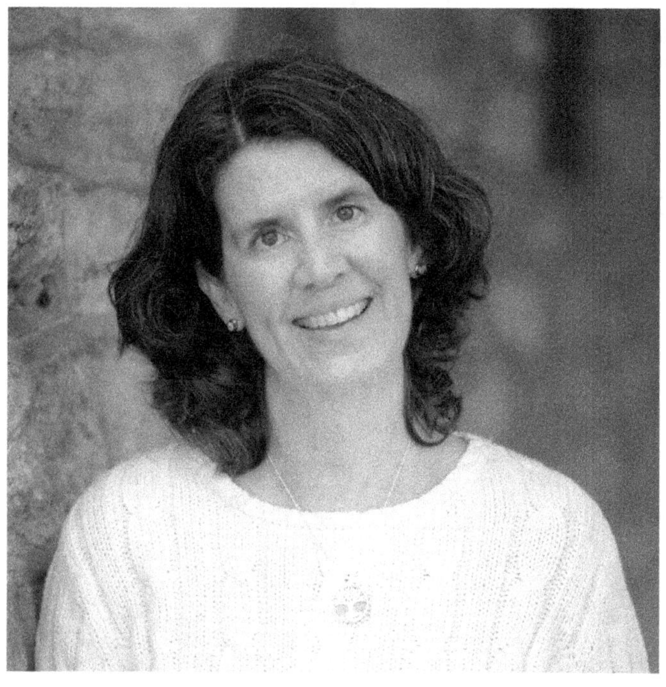

Eileen Laird emplea la dieta y el estilo de vida paleo AIP para conseguir gestionar su artritis reumatoide. Su conocido blog, Phoenix Helix, recibe más de 1 millón de visitantes únicos al año y su podcast con el mismo nombre cuenta con más de 15 000 fieles oyentes. Gracias a una combinación entre contenidos inspiradores e informativos, ¡Eileen aspira a ayudarnos a todos a convivir perfectamente con una enfermedad autoinmune!

www.ingramcontent.com/pod-product-compliance
Lightning Source LLC
Chambersburg PA
CBHW070120260726
48658CB00001B/191